看護国試シリーズ
みるみるナーシング

精神看護
第5版

編著
山城　久典

*正誤情報，発行後の法令改正，最新統計，ガイドラインの関連情報につきましては，弊社ウェブサイト（http://www.tecomgroup.jp/books/）にてお知らせいたします。

*本書の内容の一部あるいは全部を，無断で（複写機などいかなる方法によっても）複写・複製・転載すると，著作権および出版権侵害となることがありますのでご注意ください。

はじめに

厚生労働省による平成26年版保健師助産師看護師国家試験出題基準には，精神看護学の目標が次のように提示されています。

目標Ⅰ．精神の健康と保持・増進に向けた看護について基本的な理解を問う。
目標Ⅱ．精神看護の基盤となる援助について基本的な理解を問う。
目標Ⅲ．精神疾患をもつ人の生物・心理・社会的側面への看護について基本的な理解を問う。
目標Ⅳ．精神疾患をもつ人の人権と安全を守り，回復を支援する看護について基本的な理解を問う。

今回の第5版の改訂では，この4つの目標の中で示された各項目にあてはまる問題を解くために必要な基礎知識を整理しました。また，精神看護学を学ぶ学生から，精神症状や具体的な看護場面がイメージできないという声を聞くことがありますが，本書ではイラストを加え，解答を得るための必要なポイントをわかりやすく示しました。

近年，精神保健医療福祉の分野ではさまざまな法律が制定されてきました。障害者自立支援法は改正により平成25年から障害者総合支援法とされ，平成26年からは改正精神保健福祉法が施行されました。最近の出題傾向として，これらの法律に関連する問題も目立つようになりました。今後も，精神看護学を取り巻く社会の動きに注意しながら学習を進めていくことをお勧めします。

精神看護学で得られた知識は，精神科臨床の場だけではなく他の領域の看護場面でも役立ちます。本書を用いた国家試験対策の学習が将来の看護実践に活かされることを期待しています。

2016年8月
著者

本書の利用法

第3章 精神状態・問題行動と看護援助方法

学習の要点：さまざまな精神状態や問題行動に対して，それらに適した具体的な援助方法があります。精神状態や問題行動が表わす患者の背景を確認することが大切です。

> 学習の前にどこを中心に覚えればよいのか，おさえておくべき要点を提示します。

不安緊張状態

不安緊張状態とは，不安でイライラと緊張し，落ち着かない状態をいう。
行動は落ち着きなくソワソワしたり，多弁になっ〔たり〕〔時〕に暴行為や破壊行為に走ることもある。身体〔症状〕として，心拍数や呼吸数が増えドキドキしたり，〔〕張してからだが硬くなったり，汗が出た〔り〕られる。

〔不安〕な状態にある患者の看護としては，ま〔ず〕〔〕も重要となる。患者の訴えに耳を傾け，患者〔の〕〔〕と不安を助長するので好ましくない。静かな落ち〔着いた態〕度で対応するとよい。

> 特に重要となる学習ポイントを**色文字**で明示しました。

> イラストによって目で見て覚えることができます。学習効果の向上に役立ててください。

不安緊張状態（不安 イライラ 緊張 落ち着かない）

精神状態・問題行動と看護援助方法

既出問題チェック　一般問題

> 既出問題にトライしましょう。過去問を解いていくことで出題傾向と実力のチェックができます。第105回国試まで載っています。

☑ 精神科看護師の役割として**適切でない**のはどれか。88-A86
1. 治療的人間関係の促進を図る。
2. 患者の自己決定能力を高める。
3. 患者を社会の偏見から遠ざける。
4. 患者のケアの継続性を保障する。

> 各問題には出題回と問題番号を右肩に示しました。Aは午前問題，Pは午後問題を意味しています。

解答・解説
1. ○ 患者の立場で感じ，考えることにより患者が直面して〔いる〕深めることができる。
2. ○ 患者の立場や人権を第1に考え，患者の意思を尊重し〔〕
3. × 社会の偏見により患者〔〕〔〕を被らないように見守る〔〕〔〕難を患者が乗り越え〔〕〔〕援助していく必要がある。〔〕〔〕に対する働き〔〕
4. ○ ケアの継続〔性〕

> 各既出問題は正誤を○，×で示し，わかりやすい解説を加えました。

既出問題チェック　状況設定問題

Fさん，52歳の女性。不眠と浪費，息子の妻への攻撃とが激しくなり，通常の生活が営めなくなったため息子夫婦に付き添われて入院した。4日目，処方された内服薬は服用しており，入院以来夜間の中途覚醒が続いていたが昨夜はみられなかった。外出や買い物を強く要求するが，精神保健指定医による主治医によってこれらの行動は制限されている。受け持ちの看護師は10年の精神科看護の経験があり，丁寧に対応しているが，Fさんは「話しているとイライラする」と受け持ち看護師や他のスタッフを強く攻撃する。

☑ 下線部の行動の解釈で適切なのはどれか。92-P58
1. 受け持ち看護師に刺激されている。
2. 攻撃性の亢進が続いている。
3. 息子の妻と誤認している。
4. 見当識障害がある。

☑ Fさんは食事中に他の患者の様子や食事の盛りつけ方に関心が分散し，十分な量の食事を摂ることができない。看護師が他の患者に食事介助をしていると，そのやり方が間違っていると言って怒り出す。
　Fさんへの援助で最も適切なのはどれか。92-P59
5. ナースステーションで食事を摂る。
6. 食堂で看護師が食事介助を実施する。
7. 個室に食事を運び，食事中看護師が付き添う。
8. 高カロリー輸液に切り替える。

> 過去に状況設定問題が出題されている項目については，典型的なものを出題例として提示し，解説を加えました。

CONTENTS

- **第1章　精神の健康**
  1. 精神の構造 　　　　　　　　　　　　　　　2
  2. 精神の機能と障害 　　　　　　　　　　　　6
  3. 危機〈クライシス〉と発達課題 　　　　　 12
  4. 災害と精神看護 　　　　　　　　　　　　 16

- **第2章　精神看護の基本概念**
  1. 生物学的側面 　　　　　　　　　　　　　 20
  2. 心理学的側面 　　　　　　　　　　　　　 22
  3. リエゾン精神看護 　　　　　　　　　　　 27

- **第3章　看護援助技法**
  1. 精神症状のアセスメント 　　　　　　　　 36
  2. 精神状態・問題行動と看護援助方法 　　　 45

- **第4章　精神科治療と看護**
  1. 統合失調症 　　　　　　　　　　　　　　 60
  2. 気分〈感情〉障害 　　　　　　　　　　　 76
  3. 神経症性障害 　　　　　　　　　　　　　 90
     - ◎恐怖症／90
     - ◎不安神経症・パニック障害／91
     - ◎強迫性障害／92
     - ◎心気障害／93
     - ◎解離性〈転換性〉障害／94
  4. 摂食障害 　　　　　　　　　　　　　　　100
     - ◎神経性食思〈欲〉不振症／100
     - ◎神経性過食症／101
  5. 睡眠障害 　　　　　　　　　　　　　　　107
     - ◎不　眠／107
     - ◎過　眠／108
  6. パーソナリティ障害 　　　　　　　　　　110
     - ◎境界性パーソナリティ障害／110
  7. アルコール関連障害 　　　　　　　　　　117
  8. 薬物依存症 　　　　　　　　　　　　　　126

| 9 | ストレス関連障害 | 129 |

◎PTSD／129
◎適応障害／131

| 10 | 認知症 | 137 |

◎アルツハイマー型認知症／137
◎脳血管性認知症／139
◎ピック病／140
◎クロイツフェルト・ヤコブ病／142

| 11 | 器質性精神障害 | 150 |
| 12 | 症状性精神障害 | 155 |

◎ICU症候群／155

13	てんかん	161
14	心身症	171
15	小児精神疾患	180

◎精神遅滞／180
◎自閉症／181
◎多動性障害／183
◎チック／184

16	身体療法	188
17	精神療法	202
18	活動療法，リハビリテーション療法	208
19	治療環境	213

● 第5章　安全な治療環境の提供と人権擁護

| 1 | 患者の権利擁護 | 218 |
| 2 | リスクマネジメント | 227 |

● 第6章　精神保健医療福祉の歴史と法制度

| 1 | 精神保健医療福祉の歴史と法制度 | 232 |
| 2 | 入院の形態 | 244 |

● 第7章　精神障害者のリハビリテーション

| 1 | 社会復帰・社会参加の基本 | 254 |
| 2 | 社会資源の活用と調整 | 258 |

- **用語解説** ·· 269
- 索　引 ·· 291

第1章　精神の健康

1. 精神の構造 …………………………………… 2
2. 精神の機能と障害 …………………………… 6
3. 危機〈クライシス〉と発達課題 ……… 12
4. 災害と精神看護 ……………………………… 16

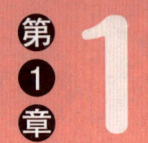

精神の構造

学習の要点
「精神の構造」は精神看護学や精神医学の基本となるものです。直接みることができませんが，精神分析の考え方を手がかりにきちんとイメージがもてるようにしましょう。

意識・前意識・無意識

　意識，前意識，無意識は，フロイト（Sigmund Freud，1856～1939）によって体系立てられた「精神分析」に由来する考え方である。精神分析では，通常の私達の意識的体験を超えた無意識という領域まで含めて考えていく。人間の精神構造を局所論的に，それらの領域・部分をみると，意識，前意識，無意識の3つに分かれる。

　意識とは，知覚，感情，判断，意欲などの総和であり，それらの心的活動が行われる領域である。意識には外界からの刺激や，その刺激を受けたときの自己の体験を受け入れる働きもある。また，意識のもつ意味として，①何らかの体験を心の中にもつこと，②自己が，知覚し，思考することによって，ある対象を認識する体験をもつこと，③自分自身に対する意識を知っていることの3つがあるともいわれる。そして，意識が保たれている状態とは，自己の状態や外界の状況がよくわかっている状態である。人間の思考や行動は，その自己の意志によってコントロールされた意識の活動だけではなく，無意識的な動機によって規定される部分が大きいといわれている。

　前意識とは，普段は意識されてはいないけれども自分自身の意識によって意識化できる内容が存在している領域である。前意識は意識と無意識の間にあって，必要なときに意識にのぼる。

　無意識は，前意識とは異なり，自分の意識では意識化できない領域であり，精神分析の自由連想や催眠などの操作によって意識化されることがある。普段は自覚されることはなく，意識の下または深層にあって意識に影響を及ぼす。また，無意識的な葛藤によって，神経症やその他の精神症状が生

じると考えられている。

なお，精神医学や精神看護学では，意識の障害が主要な問題になる。

イド〈エス〉・自我・超自我

フロイトは人間の精神機能〈心的装置〉をエス，自我，超自我の3つに分類した。

エスは，生まれながらにして人間に備わった生物学的・本能的欲動に由来する心的エネルギーのことである。無意識的で，現実を無視して快感原則だけに従って快感を求める。快感原則とは，時間や周囲の秩序，現実の状況などを無視して，「自分はこうしたい」と衝動的に満足を求める欲求である。そのため，自我および超自我との葛藤を起こしやすくなる。葛藤が起こると，現実から拒否されたり，超自我から批判されて不安や罪悪感が生じてしまい，それを解決するために自我が自己防衛を働かせると考えられている。なお，エスの源となるものをリビドーといい，欲求不満の状態では，リビドーがうっ積して緊張・不安を生じて神経症の症状を形成するエネルギーとなる。

自我は心の中心部分にあり，エスとは異なり，現実原則に支配されて現実的思考を行う。本能的欲動（無意識）であるエスと対立しながら現実原則に従って現実世界に適応していこうとする機能をもつ。自我は，積極的に現実と適合させたり，パーソナリティの統合を行い，現実の状況とエス，超自我との間で葛藤を生じると，それを調節するために防衛機制を働かせて対処する。

超自我は，自我から分離して形成された領域（心的装置）で，上位自我ともいわれる。本能的欲求に対して禁止や脅しを行い，自我に罪悪感を生じさせたり，理想形成のた

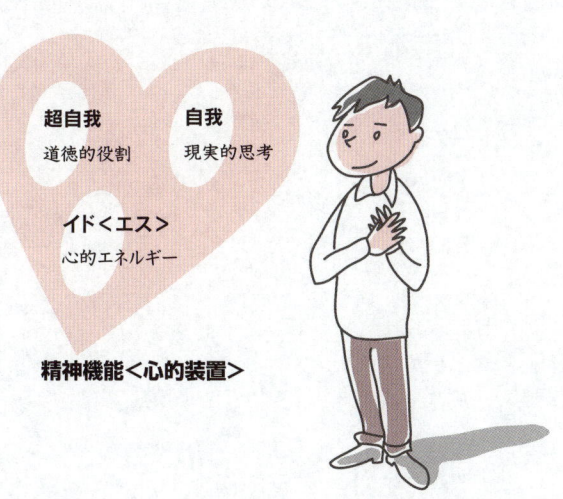

めに働く道徳的な役割をもっている。自我は，幼少期に子どもの本能的欲求に対する両親などのしつけ（「〜してはいけない，〜しなければいけない」）が自我に取り入れられて，内在化され形成された領域であると考えられている。

精神の構造

既出問題チェック　一般問題

☐ S.フロイトのいう現実原則に従って機能するのはどれか。90-A147
1 イ　ド
2 リビドー
3 自　我
4 超自我

解答・解説

1 ×イド（エスともいう）とは，フロイト（Freud, S.）によって用いられた精神分析の基本概念で，本能的欲動に由来する心的エネルギーを意味する。
2 ×性的エネルギーの概念で，快感，欲求などの意味。人間に生得的に備わった本能エネルギーで，発達とともに成熟する。
3 ○現実を考慮し，適応的に働く心理過程の原理である現実原則では，現実自我のもつ記憶・判断・思考などが機能する。
4 ×自我から分化して形成されたパーソナリティまたは心的装置の一組織。本能的欲求に対して，禁止，脅しを行い，自我に罪悪感を生じさせる。

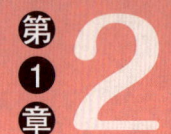
精神の機能と障害

学習の要点　ヒトの精神の機能にはどのような種類があり，それらが障害されるとどんな状態になるのかをおさえておきましょう。

意識と意識障害

　意識には，清明度，広がり，質的な内容の3つの指標がある。意識が清明である状態では，本人は覚醒し，意識内容は明瞭で目的に従った行動ができる。

　意識障害では，意識混濁（意識の清明度の障害：傾眠，昏睡など），意識狭窄（意識野の広さの障害：もうろう状態，催眠状態，ヒステリーなど），意識変容（意識の質的変化：もうろう状態，せん妄，アメンチアなど）がみられる。この3つは独立してみられることは少なく，厳密に分けることはできない。意識障害が生じたときは，周囲に対する注意や認知が障害されたり，知覚が鮮明でなくなったり，刺激に対する適切な反応がみられなかったり，物事についての思考や了解が障害されたりする。そして，これらの症状は見当識（時間，場所，人物，周囲の状況などが正確にとらえられていること）や質問への応答，記銘力などによって確認できる。

知能と知能障害

　知能とは，知的能力，知性の程度，または新しい課題を解決する思考能力である。記憶力，知識などとは区別され，抽象的思考，因果関係の推察力，判断力などを含む。予備的な条件としては，記銘力と記憶力，運動や言語の機能，集中力，持続力などがある。また，知能と知識はある程度並行するが，知識が豊富だからといって必ずしも知能が高いとはいえない。

　知能の障害（異常）とは，意識が清明で疎通性が保たれ，急性の精神障

害がみられない状態で，知的な作業ができない場合である。具体的には，精神遅滞と認知症がある。精神遅滞は，先天性または出生後早期の原因によって知能発達が障害されて知能が低い状態にとどまっているものである。認知症は，いったん正常に獲得された知能が，後天的な脳の器質障害により持続的に低下した状態をいう。

知覚と知覚障害

　知覚は，刺激から直接に生じる感覚に，過去の経験や記憶，推理，感情などに基づく判断がなされた認知作用であるといわれる。感覚は，感覚器に与えられた刺激に対する生理学的な反応で知覚とは区別され，視覚，聴覚，触覚，嗅覚，味覚の五感がある。また，認知作用には抽象的思考が含まれる。

　知覚障害は，末梢の感覚器に障害がなくて知覚の障害が生じる場合をいう。感覚の種類によって，幻視，幻聴，幻触，幻嗅，幻味，体感幻覚に分類できる。幻視は，幻覚剤などによる急性中毒やせん妄，もうろう状態でみられる。また，幻聴では，人の声や神様の声，自分の声などが聞こえる言語性幻聴が多く，統合失調症では悪口，命令などの被害的な内容が多いといわれる。体感幻覚は統合失調症者にみられることが多く，「脳が腐っている」「眼球の後ろが痒い」などの体感の幻覚が起こることがある。

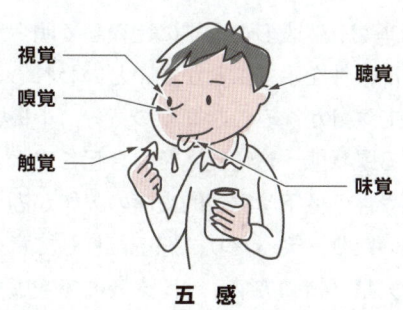

五感

思考と思考障害

　思考とは，一定の目的に向かってそれにあった概念を想起して，判断・推理を行いながら課題を分析していく精神的な活動であるといわれる。
　思考の障害（異常）は，知覚や見当識，記憶，言語などに障害がみられない場合に限られ，思考過程（流れ，思路），思考の体験様式（形式），思考内容の３つに大きく分類される。思考過程の障害には，観念奔逸，思考制止〈思考抑制〉，滅裂思考，連合弛緩，思考途絶，保続，迂遠，思考散乱がある。思考の体験様式の障害には，強迫観念，自生観念，させられ思考などがある。思考内容の障害には，妄想や心気症などがある。
　特に，妄想は精神障害の基本的症状だといわれ，気分〈感情〉障害（躁うつ病）やアルコール依存症などの中毒精神病，老年認知症などの器質性脳疾患などでもみられる。

感情と気分〈感情〉障害

　感情とは，もともと気分，情動，情緒などの言葉を含めた表現として用いられたが，最近では，感情障害よりも気分障害という表現が一般的である。快・不快，喜怒哀楽という性質によって特徴づけられる主観的な自己の状態のことをいう。
　気分〈感情〉障害は，普段のようすに比較して明らかに逸脱している状態で，周期性または反復性を示すことが多いといわれる。具体的には，ごく些細な動機や出来事で気分が沈みこむ抑うつ気分，上機嫌で幸福感に満ちて気分が爽快で高揚する躁状態，感情反応を引き起こすような刺激があっても感情が起こらず，感受性の低下や感情的交流の欠如がみられる感情鈍麻，また，些細なことで泣いたり，笑ったり，怒ったりして意志の力で感情の発現が抑制できない感情失禁〈情動失禁〉や，楽天的で空虚な印象を受ける多幸症〈上機嫌症〉などである。

意欲と意欲障害

　意欲とは，欲求（または欲動）と意志を総合したもので，ある対象への能動的な自我の状態のことをいう。意欲障害は，主に意欲増進と意欲減退に分けられる。

　意欲増進では気分高揚や刺激性を伴うことが多くなり，活動意欲の亢進が起こり，行動過多になり，ときには興奮状態になることもある。このような異常に高揚した爽快な気分や行動の増加や逸脱，思考過程の促進化などを特徴とするものが躁状態である。躁状態では，感情の高揚とともに身体的・精神的欲動も亢進する。

　意欲減退では欲動が減少し，迷いが多くなり行動も減少する。うつ病の精神運動制止や統合失調症の自発性欠乏，器質疾患の発動性低下は，この意欲減退に由来する。さらに抑うつ気分が強くなり，緘黙，無動状態などの意志活動の停止が起こって無表情で臥床状態が続く状態を抑うつ性昏迷という。

記憶と記憶障害

　記憶とは，過去の経験や出来事などが何らかの形で残っているものであり，記銘，保持，再生〈追想〉の3つの要素に分けて考えることができる。記憶は，意識や知能とも関係があり，意識障害や知能障害，自発性や意欲の低下があれば記憶も障害される。

　記銘の障害は，記憶の第1段階として新しく経験したことや学習したことを覚えることができない状態である。記銘力と保持能力を確認するには，ごく最近の出来事を尋ねたり，数字を読みあげて復唱させる方法がある。また，古い記憶がどの程度保持されているのかを調べる場合は，歴史的な事実などを尋ねる方法がある。

　再生〈追想〉の障害は，過去の経験などが実際には保持されていても，思い起こすことができない状態である。また，ある一定期間内の経験や出来事などに関する追想障害のことを健忘という。

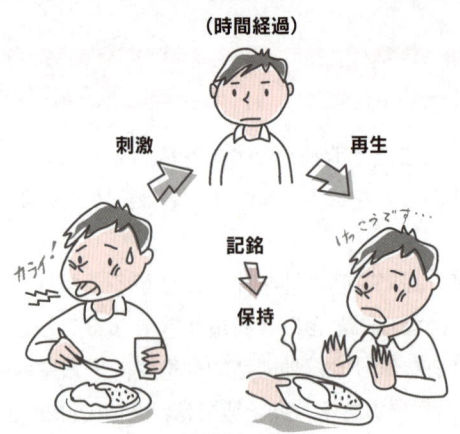

記憶の3要素

認知と認知障害

　認知とは，ある対象に関する情報や知識を得て，それらを自己の中で整理・編成していき，さらに活用していく能力をいう。広範囲な概念をもつ専門用語で，知能に近い意味で用いられ，理解力，判断力，記憶力，学習能力などの知的な能力を含む。認知機能の障害は，これらの広範囲の機能が障害された状態である。例えば，認知症の場合は認知機能が全般的に低下し，自力で日常生活を維持することができなくなる。

　認知療法は，誤った認知や歪んだ認知によって出現する不安や抑うつ症状などに焦点をあてて治療を行う短期精神療法の一種である。また，認知行動療法とは，経験したことなどをどのように解釈し意味づけているのかを客観的に明らかにして，そのことにより，好ましくない解釈や意味づけを変えるように援助しながら望ましい行動ができることを目的とする。

精神の機能と障害

既出問題チェック　一般問題

☑ 知覚障害はどれか。103-A68
1 幻　味
2 離人症
3 注察妄想
4 観念奔逸

解答・解説

1 ○知覚の障害である。幻覚とは，外界から感覚刺激なしに知覚される異常体験で，幻視・幻聴・幻味・幻嗅・幻触・体感幻覚がある。
2 ×自我意識の障害である。離人症は，自分が何かをやっているという実感がわかない，周囲の人や風景をみてもベールに包まれているような感じで現実感がないといった症状。
3 ×思考の障害であり妄想の1つである。注察妄想は，皆が自分に注目し，じろじろと観察しているといった妄想である。
4 ×思考の障害である。いくつもの思考や観念が次々に結びつき，それらが際限なくつながり，一貫性がなく，全体としてまとまらない状態。

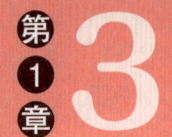

危機〈クライシス〉と発達課題

> **学習の要点**
> 危機〈クライシス〉はどんな人でも遭遇する可能性のあるものです。精神的に不安定な状態になり，適切な対処ができないと精神疾患を発病することもあります。

危機の概念

　危機とは，その個人（または集団）がストレス状態を引き起こすような出来事や事故などを経験したとき，それまでに獲得し活用していたストレスへの対処方法では対応できないために，精神的に不安定な状態に陥ることをいう。強いストレスに直面すると情緒的な緊張や混乱が生じる。しかし，ストレスには，現実的な目標を立てて，それの達成に向けて成長を図るというメリットの部分と，その目標に達成できないことにより自己評価が低下するなどのデメリットがある。危機は，適切に処理されればその個人が成長する機会になりうるが，逆に，不適な結果に終われば，さらに精神的に不安定となるばかりではなく，精神疾患を発病したり，社会的適応能力を失う可能性もある。

危機介入

　個人がこれまで身につけた問題解決方法では対処できない困難に直面した場合や，自身ではコントロールができなくなる状況に陥ったとき，信頼できる誰かに助けを求めるなどの対策が必要になる。このような状態（あるいは時期）に，専門家による援助を受けて，より健康的な生活に向けていくことが**危機介入**の目的である。危機の具体的内容としては，自殺願望，抑うつ状態，非行，精神錯乱などがあるが，その状態にある人に早期に適切な対応を行い，危機的な状況から脱出させることが重要となる。
　危機介入には，どのような出来事があったのかを確認する段階から，危

機の解消と将来の危機への対処にも役立つ対処機制を獲得する段階まである。援助者は，危機的な状況にある人が問題解決の適切な方法を獲得するように援助する。特に，「いのちの電話」などの電話相談や精神科救急医療の分野で危機介入が行われている。

危機と予防

危機に対して適切な対処ができない場合には，精神疾患を発病したり，自殺に至ることもあるといわれる。そのために情緒的な危機状態にある人を援助することが，その後に生じる心理的な問題を予防することになるといわれる。その援助は個人や集団に適した予防的対応であることが重要になってくる。例えば，ある出来事が人によっては危機になったり，またはならなかったりすることがある。ストレスがどのようにとらえられているのか，また，その人がもともとストレス緩和に役立つ対処方法を身につけていたか，また，その人が問題解決できるためのサポート（家族や友人，体制など）があるかどうかが重要になる。これらを踏まえた**危機への予防**が必要とされる。

モラトリアム

精神分析家のエリクソン（Erik Homburger Erikson，1902〜1994）が精神分析用語として用いた心理的・社会的な猶予期間のこと。自己同一性を確立する以前の青年期にある者は，働くことや社会的な責任を要求されず，子どもでもなく大人でもない境界域に存在している。この時期は，社会の中の自己の存在を意識し，適当な居場所を発見するために必要であり，青年期から成人期へ向けた人間の発達を可能にする一定の準備期間であるといえる。

危機〈クライシス〉と発達課題

既出問題チェック　一般問題

☐ 危機の説明で適切なのはどれか。**2つ選べ**。99-A90
❶ 成人期に最も起こりやすい。
❷ 身体疾患患者には起こりにくい。
❸ 対処機制が乏しい場合に起こりやすい。
❹ 乗り越えることで成長する可能性をもつ。
❺ フラッシュバックを伴うことが必要条件である。

解答・解説

❶ ×
❷ ×
❸ ○
❹ ○
❺ ×

一般的に，人はストレスにさらされて出来事に対して適切な対処ができない場合に，不均衡状態が持続し危機に至る。また，危機は人の心理的身体的状態を不均衡にするが，それは適応の過程にみられることでもあり，危機には人の成長を促進する可能性がある。

＜補足＞
危機は発達的危機と状況的危機に分けられる。発達的危機は人が成長するうえで遭遇する危機のことであり，誰もが避けることができない。また，状況的危機は偶発的な災害や事故，ライフイベントなどが含まれる。

☐ 精神障害を伴わない思春期のひきこもりで最も障害されるのはどれか。97-A142
❶ 運動能力
❷ 言語機能
❸ 社会参加
❹ 余暇活動

解答・解説

❶ ×
❷ ×
❸ ○
❹ ×

ひきこもりでは，「外界との接触を絶ち，家の中に閉じこもる」「狭い生活空間から社会に出ない」「自宅以外の生活の場が長期にわたって失われる」「社会参加しない状態が持続」「社会的な参加の場面が狭まる」などがみられる。周囲との相互関係を拒否し，ひきこもることによって一時的な精神的安定を得ているとも考えられる。

☐ 危機介入で**誤っている**のはどれか。89-A142
1 長期的な援助方法である。
2 早期の介入開始が必要である。
3 電話相談は介入法の1つである。
4 クライエントの問題解決を助ける。

解答・解説

1 ×危機に直面する人や集団に対して，迅速で効果的な対応を行う援助方法である。
2 ○自殺やパニック状態，衝動行為などの危機に対して，早期の段階からの介入が求められる。
3 ○「いのちの電話」などの電話相談では，24時間・年中無休の体制で相談を受けつけており，有効な危機介入の方法の1つである。
4 ○クライエントのもつ具体的な危機の内容に対して，問題の解決や軽減を図り，危機状況から脱出させることを目的とする。

☐ 自殺念慮のある患者の看護で適切なのはどれか。**2つ選べ**。87-A97
1 身体的安静を優先する。
2 1人で過ごせる部屋を用意する。
3 面会がなく悲観しているので家族から電話をかけてもらう。
4 患者が鏡を破損したのでその後の行動を観察する。

解答・解説

1 ×安全な環境を整えて，健全な方法で本人の怒りや抑うつ感情などを表出させることが優先される。
2 ×抑うつ状態やひきこもりを促進する可能性と，目が届かなくなることによって自殺企図の可能性が高まる。
3 ○患者と家族との関係などを考慮して実施すべきである。不安や焦燥感，孤立感などを軽減する可能性がある。
4 ○他者に対する攻撃的行動と自己破壊の傾向に留意すべきである。

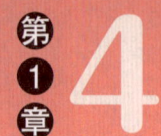

災害と精神看護

学習の要点　災害時には地域社会の復旧・復興とともに、一般の人々への身体的精神的なケアが必要になります。また、精神障害者に対する看護師の適切な援助も必要になります。

ストレスと精神障害者

　精神障害に罹患している人は、ストレスに脆弱であり、集団になじめない、生活の流れについていけない、規則を守れないなどの行動特性がみられることがある。突然の災害や生活の変化は大きなストレスとなり、精神症状の再燃・再発の可能性に留意すべきである。

災害サイクル

　災害サイクル各期によって医療支援の内容・医療支援者は異なる。災害サイクルは災害の種類により異なるが、発生後→超急性期→急性期→亜急性期→慢性期→静穏期〜準備期をたどる。災害後のサイクル各期の特徴的な状況を想定し、適切な看護師の役割を果たせる知識が必要である。

災害と精神看護

既出問題チェック　一般問題

☐ 災害による心理的ストレスが身体反応として最も強く現れる時期はどれか。
105-A25
1. 発災後3〜7日
2. 発災後2週〜1か月
3. 発災後半年〜3年
4. 発災後4年目以降

解答・解説

1. ○発災後3〜7日を急性期と呼び，被災者に大きな心理的ストレスを与える。心理的ストレスが身体反応として，心拍数・呼吸数の増加，血圧の上昇，発汗やふるえ，めまいや失神などが最も強く現れる時期である。
2. ×発災後2週〜1か月を亜急性期と呼ぶ。1か月を過ぎる頃に心的外傷後ストレス障害（PTSD）により，頭痛，腰痛，疲労の蓄積，悪夢・睡眠障害などが現れることがある。
3. ×発災後半年〜3年までを慢性期と呼ぶ。リハビリテーションの時期で身体反応は続いているが減じてくる。
4. ×発災後4年目以降を静穏期と呼び，災害の出来事を振り返る中で個々により回復過程に違いが生じる。

☐ 災害急性期における精神障害者への看護師の対応で最も適切なのはどれか。
104-P74
1. 名札の着用を指示する。
2. 災害の状況については説明しない。
3. 不眠が続いても一時的な変化と判断する。
4. 服薬している薬剤を中断しないように支援する。

解答・解説

1. ×プライバシーへの配慮は重要であり，あえて名札を着用する必要はない。支援を必要とする場合には，支援しやすいスペースを設けるなど工夫し環境を整える。
2. ×精神障害者に対しても災害の状況をわかりやすく説明して安心感を与えることは大切である。

❸ ×不眠は生活リズムが崩れ，それが精神症状の再燃・再発につながることがある。睡眠状況を確認し夜間に睡眠がとれるような配慮が必要である。
❹ ○精神障害者は，向精神薬の中断により深刻な状況におかれる。服薬継続が，状態の安定・軽減につながるため，服薬の中断がないようにするのは重要である。

☑ 災害派遣医療チーム〈DMAT〉の活動で最も適切なのはどれか。103-A76
❶ 被災地域内での傷病者の搬送を行う。
❷ 外傷後ストレス障害〈PTSD〉に対応する。
❸ 長期の継続的な医療を行う。
❹ 被災地の復興を手助けする。

解答・解説

❶ ○被災地では十分な医療体制がとれない場合がある。そのため，DMAT（Disaster Medical Assistance Team）は派遣の要請により重症者を被災地外へ搬送し救命する。これにより被災地医療の負担軽減にもなる。
❷ ×DMAT は超急性期に活動する医療チームである。心的外傷後ストレス障害（PTSD）は災害後にトラウマ的ストレス反応が 1 か月以上続く場合をいう。
❸ ×災害のサイクルは災害の種類によって異なる。災害医療の役割は各期に応じて異なり，DMAT は超急性期の医療を担う。
❹ ×超急性期の医療内容を救急医療で行われているものに近づけるために，DMAT は設立されている。なお，復旧・復興には数か月～数年を要し，復興期にも心のケア・健康生活への支援が必要である。

第2章　精神看護の基本概念

1 生物学的側面 ………………………… 20
2 心理学的側面 ………………………… 22
3 リエゾン精神看護 …………………… 27

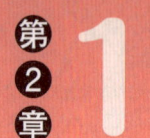

生物学的側面

学習の要点　精神疾患に関連する神経伝達物質の種類と作用を理解し、それらと抗うつ薬との関連を理解しましょう。

精神疾患に関連する神経伝達物質

　ドパミン，セロトニン，ノルアドレナリンの3つのモノアミンがある。モノアミンのうち，ドパミンとノルアドレナリンは覚醒や集中する方向に働き，セロトニンはそれらをコントロールする働きをする。

SSRI〈選択的セロトニン再取り込み阻害薬〉

　セロトニンの再取り込みを阻害する作用をもち，うつ病ではセロトニンやノルアドレナリンの減少がみられるのでSSRIが治療に用いられる。神経症では，主にセロトニンのバランスの乱れが関係しているといわれている。

生物学的側面
既出問題チェック　一般問題

□ 神経伝達物質と精神疾患の組合せで最も関連が強いのはどれか。104-A66
1 ドパミン────────脳血管性認知症
　　　　　　　　　　　cerebrovascular dementia
2 セロトニン────────うつ病
　　　　　　　　　　　depression
3 ヒスタミン────────Alzheimer〈アルツハイマー〉病
　　　　　　　　　　　Alzheimer's disease
4 アセチルコリン──────統合失調症
　　　　　　　　　　　schizophrenia

解答・解説
1 ×ドパミンは統合失調症で作用の亢進が認められる。逆にドパミンの作用低下や減少が起こるとパーキンソン症候群が出現する。脳血管性認知症に特異的な神経伝達物質はない。
2 ○セロトニンはうつ病，不安障害で低下している。なお，うつ病ではノルアドレナリンも低下している。
3 ×ヒスタミンは精神科領域では抗精神病薬や抗うつ薬で機能が抑制される。
4 ×アセチルコリンはアルツハイマー型認知症で低下している。

□ 精神疾患と神経伝達物質の組合せで関係が深いのはどれか。98-P76
1 統合失調症────────────────ドパミン
2 アルツハイマー型認知症──────────セロトニン
3 神経症──────────────────アドレナリン
4 うつ病──────────────────アセチルコリン

解答・解説
1 ○
2 ×　統合失調症の治療には，ドパミン過剰仮説に基づきドパミン受容体を遮断する作用のある抗精神病薬が主に用いられている。
3 ×
4 ×

第2章 心理学的側面

> **学習の要点**
> 精神分析に由来するさまざまな防衛機制を整理し，患者の状況をイメージしながら転移，陰性・陽性感情について理解していきましょう。

防衛機制

フロイト（Freud, S.）によって提唱された精神分析の概念であり，自我をおびやかすような強い葛藤状況に対する無意識的な自我の働きによる適応行動である。

心の安定を保つための意識的または無意識的な心の動き（心理的な加工過程）をあらわす概念であり，さまざまな形態がある。不快な感情や不安を弱めることにより，心理的安定を得ようとするための心理的な作用であり，通常は，無意識のうちに行われる。欲求不満などによって現実的な適応ができず，不安が動機となって行われる再適応のメカニズムであり，人間に生じた不安を処理して現実社会に適応していく心の働きである。防衛機制自体は，誰にも認められる正常な心理的作用であるが，常習的に用いられていると，それが病的な不適応症状として表面化されることがある。

①抑圧：自我の基本的な防衛機制。意識してしまうと自分が耐えられそうになくなったり，自分に危険や恐怖を与える衝動，感情，思考，記憶などを無意識に追いやる自我の働きである。無意識下に抑圧できなくなると神経症として症状があらわれることがあるといわれる。

②合理化：自分の失敗や満たされなかった欲求に対して，都合のよい理屈や適当な理由をつけて正当化すること。環境や他人の行為などのせいにして，もっともらしく行為に理由づけをする。本人が倫理的に非難されず，それによって不安を起こさずに自己を守ろうとする試み。

③退行：ある時点までに発達していた精神的・生理的機能が，何らかの障害によって以前の未発達な状態・機能にまで逆戻りしてしまうこと。

④**反動形成**：自我に許しがたい衝動や欲求が起こると，その意識化を防ぐために，逆方向の行動や態度をとることで安定を得る機制である。過度の従順さや礼儀正しさが表面にあらわれることがある。

⑤**昇華**：抑圧された性欲や攻撃などの本能的衝動が文化的・社会的に承認された価値の高いものに向けられる心的機制。欲求不満の代償の目標が創造的なものに転換されて，学問や芸術，スポーツ，社会福祉などの社会的に受け入れられる活動に転じていくことがある。昇華はその関心や行動のすべてが社会的に水準の高い活動なので，社会の進歩に役立つともいわれる。

⑥**代償**：抑圧され無意識化してしまったものの代理として，それを補おうとする防衛機制。ある事柄について欠点や劣等感をもっているとき，他の事柄や行動で優位に立って，優越感で覆い隠すことによって心の安定感を獲得しようとするもの。例えば，勉強が苦手な子どもが音楽やスポーツなどでがんばることによって心の安定が保たれることがある。

⑦**投射**〈**投影**〉：自己の内部に留めておくことが不快で望ましくない本能や衝動，情緒，思考などを外に出して，他者のものであるとする防衛機制。自己の欲望などを抑圧して外在化し，望ましくない自己の感情や考えを相手になすりつけることも起こる。

⑧**同一化**〈**取り入れ**〉：本人にとって優位な立場にある親や先輩，先生などの態度や行動パターンなどを自分に取り入れて，それを自分の一部にしようとする防衛機制。

⑨**否認**：認めてしまうと不安を引き起こすような現実を，そのまま認められないことをいう。

転　移

　精神分析療法で，患者が治療者との間に経験する感情体験のうち，最も重要なものとしてあげられる概念である。過去の重要な人に向けていた特別な態度と感情を現在の人間関係の中で無意識に体験することをいう。患者が特に幼児期に重要な対象であった人物などに対して向けていた感情，態度などが現在の治療者との間で無意識のうちに反復して再現〈再体験〉される現象である。治療者が患者に対して発展させる無意識的な反応を**逆転移**という。

陰性感情・陽性感情

陰性感情には，怒り・不満・焦り・自己嫌悪・自信喪失などがあり，**陽性感情**には，安心・愛情・楽しさ・希望・自信回復などがある。

心理学的側面

既出問題チェック　一般問題

☐ Aさんは，特定の相手に対して「とても尊敬しています」と過度に好意を示すこともあれば「あなたは最低だ。嫌い」と嫌悪感を同時に訴えることもある。Aさんに現れている現象はどれか。102-A52
1. 否認
2. 逆転移
3. アンビバレンス〈両価性〉
4. エディプスコンプレックス

解答・解説

1. ×否認とは，その人自身が知覚して認めてしまうと，不安や恐怖，不快感を生じてしまうような現実の存在に対して，認知しないようにする自我の防衛機制である。
2. ×転移とは，患者が過去の重要であった人物（両親など）などに向けていた感情，態度などが，現在の治療（援助）者との間で無意識に反復して再現される感情体験であり，逆転移とは，反対に治療（援助）者が患者に対してもつ無意識的な反応である。
3. ○特定の相手に対して，「尊敬」「好意」と「最低，嫌い」「嫌悪感」という矛盾した感情を同時に訴える現象はアンビバレンスである。
4. ×幼児期の子どもが異性の親に対して愛情を感じ，同性の親には敵対心をいだく状態のことをいう。

☐ Aさん（23歳，女性）は，トラックの横転事故に巻き込まれて一緒に歩いていた友人が死亡し，自分も軽度の外傷で入院している。看護師がAさんに「大変でしたね」と声をかけると，笑顔で「大丈夫ですよ。何のことですか」と言うだけで，事故のことは話さない。Aさんは検査の結果，軽度の外傷以外に身体的な異常や記憶の障害はない。
この現象はどれか。103-P68
1. 解離
2. 昇華
3. 合理化
4. 反動形成

2　心理学的側面　25

解答・解説

1 ○解離とは，自我の同一性の障害によって出現する症状である。不安などに圧倒されると防衛機制が働き，心因性の健忘などが生じて，無意識に適応不能に陥らないようにすることである。
2 ×昇華とは，芸術的活動やスポーツなど社会的に受け入れられる行動を通して，気持ちを開放することである。
3 ×合理化とは，自分に役立って安心できる誤った説明を作りあげて，自分自身の思考，行為または気持ちの真の動機を覆い隠すことである。
4 ×反動形成とは，自分自身が受け入れることができない思考または気持ちを正反対の行動，思考または気持ちに置き換えることである。

☐ Aさんの母親は過干渉で，Aさんが反論すると厳しい口調でいつまでもAさんを批判し続けるため，Aさんは母親との関係に悩んできた。その母親と同年代で体格が似ている担当看護師に対し，Aさんは常に反抗的な態度をとり，強い拒絶を示している。
Aさんにみられるのはどれか。104-A67
1 投　影
2 逆転移
3 反動形成
4 陰性転移

解答・解説

1 ×防衛機制の1つ。自分の感情や欲求を他人や物に向きかえること。例えば，先生に怒られて嫌な気分になったので，先生が自分のことを嫌っているのではと思うこと。
2 ×担当看護師がAさんになんらかの感情を抱いた場合は逆転移を認めていることになる。この状況では担当看護師ではなくAさんに認められるものが問われている。
3 ×抑圧された無意識の欲求が意識や行動に現れないように，正反対の意識・行動に置き換えられる防衛機制である。例えば，腹が立つ相手に極端に親切するなど逆の行動や態度をとることがある。
4 ○Aさんの母親に対する陰性感情が，母親と似ている担当看護師に向けられている。陰性転移である。

3 リエゾン精神看護

> **学習の要点**
> リエゾン精神看護は，広い意味での精神看護です。狭義の精神疾患に限らず，他の身体疾患や看護師の心の健康の維持にも役立つものです。

リエゾン精神看護

　リエゾン（liaison）という語句には，結びつけること，連絡，連携，つなぎ役などの意味がある。リエゾン精神看護の機能として主に以下の3点が考えられている。

　まず，**心と体を結びつけること**。患者を精神と身体の両側面からとらえ，そのバランスをみながら健康を取り戻すための看護を行う。対象を精神疾患に限るのではなく，身体疾患のある患者への精神的ケアも実施される。

　次に，**精神看護学と他の領域の看護の連携を目指す**こと。精神看護学の知識や技術を他の領域の看護場面に活用して，心身両面への看護が実施されるような「つなぎ役」になることである。

　3点目は**患者と周囲の人々との連絡，連携を円滑にすること**。患者と家族などの関係者との連絡や，看護師と他の医療関係者との間の連携をスムーズに進め，さらに，援助を受ける患者側と医療スタッフ側とをつなぐ機能がある。

　また，リエゾン精神専門看護師は，患者 – 看護師間で生じがちな看護師自身の悩みや戸惑いなどに対するアドバイスを行い，質が高く効率的なケアを実施するために側面から援助するアドバイザーとしての役割も担っている。

身体疾患をもつ患者の精神の健康

　身体疾患をもつ患者にはさまざまな精神障害がみられることがあり，それらは主に脳の疾患に由来する**器質性精神障害**，脳以外の身体疾患が脳に影

響を与える**症状性精神障害**，薬剤によって脳機能が障害される**薬剤性精神障害**に分類される。

　身体疾患によって，それまで維持していた健康的な生活を失い，自信の喪失や社会的立場や家庭内での役割に大きな変化が生じる可能性がある。それらの喪失や変化を受容できない場合には，心理的な動揺が引き金になって神経症症状や抑うつ気分，不安などが生じ，身体的苦痛や死への不安，将来の生活への不安などにより，自己評価の低下や自責に陥ることもある。それゆえに，身体疾患をもつ患者に対しては，身体疾患へのケアのみならず，その患者の置かれた状況を確認し，適切な精神的援助が必要になる。

患者・家族の精神の健康

　家族の機能には，生殖や子育てばかりではなく，衣食住をともにすることや幼い子どもや高齢者をケアすることなどが含まれる。家族の機能や家庭内の人間関係が健全であるか否かによって，患者と家族の精神的な健康が左右される。

　精神障害の家族成員がいることによって不安，怒り，恐怖，罪責感，悲哀感などが生じることがあり，患者に対する失望や欲求不満を解消していくことも必要である。

家族の感情表出（expressed emotion：EE）

　家族の感情表出が再発に影響するという研究結果は，現在の精神科における家族心理教育を推進する根拠となる重要な知見である。家族の統合失調症患者に対する攻撃，拒絶，過干渉などの否定的な感情が強い場合，再発率が高くなる可能性があるといわれている。その場合は，家族への治療的な介入や援助が必要になる。**家族心理教育プログラム**などにより疾患の原因や治療，対応の仕方，社会資源の活用方法などの知識を得て，患者への理解度や対応の方法を向上させることにより，両者の精神的健康が好転していく可能性がある。

看護師の精神の健康

　看護師の一部は，ストレスに満ちた環境に置かれているといわれている。その原因としては，不規則な勤務体制や多忙で責任の重い業務，患者の死や悲惨な状況に直面すること，暗黙のうちに自己犠牲的な姿勢を求められることなどが考えられる。そのために，心身のコントロールがうまくいかず，身体的不調や抑うつ状態が生じることや，不安，胃腸障害，高血圧などの心身症的症状が出現することがある。

燃え尽き症候群〈burnout〉

　看護職以外の医療や福祉に従事する者や教育関係者などの対人関係を扱う人々にもみられることがある。心身の疲労と感情の枯渇がみられ，自己評価の低下，無力感，絶望感などが生じ，援助的活動を行っているうちに精神的活力を失ってしまう。対応策としては，友人や同僚・上司のサポートや，職場の業務や体制の改善，精神保健の専門家の援助などが必要になる。

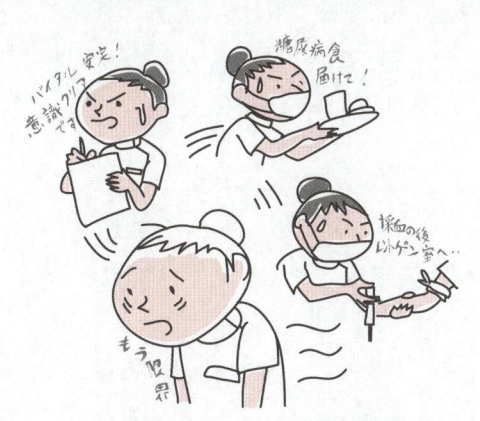

燃え尽き〈バーンアウト〉症候群

3　リエゾン精神看護

コンサルテーション

コンサルテーションとは，直接患者などに治療や看護，援助を実践している専門家に対して行われる相談や指導のことをいう。精神科以外の診療科の医師や看護師が精神科的な問題を見出したとき，精神科医や精神看護分野の専門看護師が要請を受けて相談にのる形になる。

例えば，ある看護師が患者の疾患や患者自身の理解の困難さに直面したときや，患者との関係が成立しないときには十分な看護介入ができなくなる。また，看護師自身や病棟全体の看護チームがケアの実施方法に困難を感じていることもある。そのようなときには，精神看護分野の専門看護師と密な連携をとり，患者の抱える精神面での問題や看護師自身の感情の整理に焦点をあてて，心理的または技術的な支えを得ることができる。

リエゾン精神看護

既出問題チェック　一般問題

> ☐ リエゾン精神看護に関する説明で正しいのはどれか。102-P51
> 1 直接ケアは含まれない。
> 2 精神疾患の既往のある患者は対象とならない。
> 3 看護師は必要に応じて精神病床への移動を指示できる。
> 4 身体疾患と精神的問題とを併せ持つ患者を対象とする。

解答・解説

1 × リエゾン精神看護の対象は，患者への直接的ケア，家族へのケア，患者にケアを提供する医療者への精神的支援などが含まれる。
2 × リエゾン精神看護では，身体疾患をもち精神症状を有する患者や，精神疾患の既往があり身体疾患を有し治療を受ける患者が対象となる。
3 × リエゾン精神看護に携わる看護師は，病床管理をする機能はもっていない。
4 ○ リエゾン精神看護は，身体疾患を有する患者がうつ状態や不安状態，適応障害などの精神的問題を有した場合に患者への直接ケア，医療チームへのコンサルテーションなどの支援を行い患者の精神症状の悪化を防止する。

> ☐ 経験5年目の看護師。以前は仕事熱心で献身的にケアをしていた。仕事に忙殺される日々が続くにつれ，心身ともに疲れ果て，患者の訴えが煩わしくなり，やってもやっても報われない気持ちから仕事に行くのが嫌になっている。
> 看護師の現在の状態はどれか。98-A84
> 1 リアリティショック
> 2 燃え尽き症候群
> 3 空の巣症候群
> 4 悲嘆反応

解答・解説

1 ×
2 ○ ⎫
3 × ⎬ 燃え尽き症候群では，身体的・精神的消耗や欲求不満，無力感，感情の枯渇，自己嫌悪，仕事に対する嫌悪，他者に対する思いやりの消失などがみられる。
4 × ⎭

□ 精神疾患患者の家族の感情表出〈expressed emotion：EE〉について正しいのはどれか。103-P69
1 家族の訴えが明確になる。
2 認知行動療法の技法である。
3 統合失調症（schizophrenia）の再発に関連がある。
4 家族のストレス対処として効果的である。

解答・解説

1 ×家族の感情表出とは家族の情緒的状態を示すものであり，家族の訴えを明確化することとは関係がない。
2 ×家族の感情表出とは家族の状態を示すものであり，技法ではない。
3 ○家族の高い感情表出は，家族の体験する日常的負担やスティグマによる孤立のサインとして考えられ，これにより再発率が有意に上がることが実証されている。
4 ×家族の感情表出は，統合失調症の患者とともに生活する家族の情緒的状態であり，ストレス対処とは関係ない。

□ 同じ問題や悩みを抱えた人々が助け合う活動はどれか。102-A32
1 ケースワーク
2 ピアサポート
3 コミュニティワーク
4 コンサルテーション

解答・解説

1 ×個別援助技術のことであり，ソーシャルワーカーなどの社会福祉援助者がクライエント（援助の利用者）の抱える生活上の問題に対し，個別に対応する技術を指す。
2 ○ピア（peer）とは仲間のことであり，同じ問題や悩みをもつ者がお互いに助け合うことである。類似の用語にピアカウンセリングやピアエデュケーションがある。
3 ×地域援助技術のことであり，地域住民が自分達の生活問題を自覚し，その解決や改善を図ろうとすることに対して側面的に援助する技術をいう。
4 ×ある専門職が特定の問題について別の専門職からアドバイスを得ることをいう。

リエゾン精神看護

既出問題チェック　状況設定問題

　Aさん（35歳，女性）は，右肋骨の骨折で2日前に整形外科病棟に入院した。上半身に多数の内出血のあとがあり，受け持ち看護師がAさんに話を聞いた。Aさんは，夫は機嫌が悪いと暴力を振るい，時には投げ飛ばすこともあり，今回も夫に殴られて骨折したと話した。Aさんは，毎日面会に来る夫に非常におびえており「今話したことは夫には絶対に言わないでほしい。骨折の処置だけしてください」と言う。Aさんは専業主婦で夫と2人で暮らしており，近くに親類や知り合いはいない。

☐ 受け持ち看護師の対応で適切なのはどれか。103-A112
1 夫にも事情を確認する。
2 夫の暴力について今後は話題にしない。
3 Aさんから夫に暴力をやめるように伝えることを勧める。
4 病院から警察に通報する必要があることをAさんに伝える。

☐ Aさんには，不眠や急におびえたように震え出す様子がみられた。鎮痛薬を増量したが，骨折による痛みは全く軽減していない。睡眠薬も開始したが，不眠も改善していない。受け持ち看護師はどのように対応したらよいか分からず，リエゾン精神看護を専門とする看護師に相談した。
リエゾン精神看護を専門とする看護師の介入として適切なのはどれか。103-A113
5 Aさんと夫が話し合う場を設定する。
6 精神科病棟への転棟を看護師長に指示する。
7 リラクセーション法による介入を受け持ち看護師と計画する。
8 睡眠薬の増量を主治医と相談するよう受け持ち看護師に伝える。

☐ Aさんの今後の治療に向けて，病院内でチームを編成することになった。チームに組み入れる専門職で優先度が高いのはどれか。103-A114
9 栄養士
10 理学療法士
11 作業療法士
12 心理専門職

解答・解説

1 ×DV防止法（配偶者からの暴力の防止及び被害者の保護等に関する法律）により，夫は処罰の対象になる可能性から，受け持ち看護師から事情を確認することは不適切である。

2 ×夫の暴力について看護師が話題にしなければ，Aさんが受ける夫からの暴力被害の問題解決の検討ができなくなる。

3 ×Aさん自身が夫に暴力を止めるように発言することは困難であろうと思われる。また，そのようにAさんが夫に伝えると，退院後，夫のDVがエスカレートすると推測される。

4 ○DV防止法の第6条第2項に，「医師その他の医療関係者は，その業務を行うに当たり，配偶者からの暴力によって負傷し又は疾病にかかったと認められる者を発見したときは，その旨を配偶者暴力相談支援センター又は警察官に通報することができる」とある。

5 ×AさんにはDVによる急性ストレス反応が疑われる。夫と距離をとることが優先される。

6 ×Aさんは2日前に骨折の治療で入院したばかりで，看護師と現実的な意思疎通は可能であるので現段階で精神科病棟への転棟は優先されない。また，病棟師長に患者の転棟の指示を出すという権限はない。

7 ○Aさんは緊張や不安が強いと予測でき，リラクセーション法が効果的と考えられる。

8 ×痛みや不安などへの薬物を用いない介入をしても不眠が軽減しない場合に，睡眠薬の増量の検討が考えられるが，現段階では不適切である。

9 ×病院での栄養士の役割は栄養指導などであるが，最優先とはいえない。

10 ×肋骨骨折の治療は安静の保持が最も重要であり，35歳という年齢から筋力の著しい低下は推測できないので理学療法は最優先とはいえない。

11 ×作業療法は，作業を通した生活リズムの回復，気分転換，社会技能の学習などが目的であり，骨折の痛みや不眠などへの対応が最優先されるべきである。

12 ○DVによるトラウマ体験を，カウンセリングを通じ整理することが，精神的回復につながることから最も優先される。

第3章　看護援助技法

1 精神症状のアセスメント …………… 36
2 精神状態・問題行動と看護援助方法 …… 45

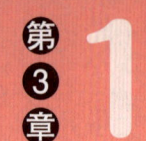

第3章 1 精神症状のアセスメント

> **学習の要点**
> 患者の言動をアセスメントして，精神症状を見極めることが大切です。個々の精神疾患にはそれぞれに特徴的な精神症状が伴います。

不安

不安とは，明確な対象をもたない漠然とした恐怖をいう。漠然とした危険が迫り，自分がそれに対処できないという認知に対応する感情ということもできる。その感情は，心配だ，怖い，逃げたい，助けてほしいなどの不快な情動などを指す。また，不安は，このような心理面の症状であるとともに，自律神経機能の変化を介して，動悸，頻脈，息苦しさ，口渇，手足のふるえ，発汗，振戦などの身体症状としてもあらわれる。

予期不安

以前に恐怖を抱いたような状況がまた来るのではないかと考えたり，悲観的に将来をとらえたりして不安を抱くことを指す。パニック障害や強迫神経症，うつ病などにみられる。

抑うつ

抑うつは，気持ちが沈む，晴れ晴れしない，重苦しくつらい気分をいう。この気分には，無力，悲哀，疲労，不安，絶望感などが入り混じっており。例えば，動機がない，あるいはごく些細なことで気分が落ち込む，憂うつで，悲しく，淋しく，つらい，喜怒哀楽の感情がなくなる，何もかもつまらない，何をするにもおっくう，自信がもてず自己評価が低下し劣等感に悩むなどが認められる。しばしば自責感，罪業感に悩み，消えてなくなりたいという気

持ちに陥ったり，身体的な不全感に苦しむことがある。

躁状態

　病的な爽快気分を基盤として，多動，多弁，興奮，誇大的思想や観念奔逸，注意力散漫，睡眠障害，性欲亢進などの症状を示す状態である。単極型の躁病はまれであり，躁うつ病の躁病相の症状としてあらわれることが多い。躁うつ病は，活動と気分の高まりを特徴とする躁状態，活動低下と抑うつ気分を特徴とするうつ状態の二相性の症状を示すことから双極性気分障害に分類される。

幻　覚

　幻覚は，実際には存在しないものを，存在するものとして知覚することをいう。幻覚は感覚の種類によって，幻視，幻聴，幻嗅，幻味，幻触などに分けられる。例えば，何かが見えるといって壁や廊下を探る（幻視），誰もいないのに誰かと会話をするかのように独語をしたりする（幻聴），異様な臭いがすると訴える（幻嗅），異常な味がすると訴える（幻味），皮膚に虫がはっていると訴える（幻触）などがある。

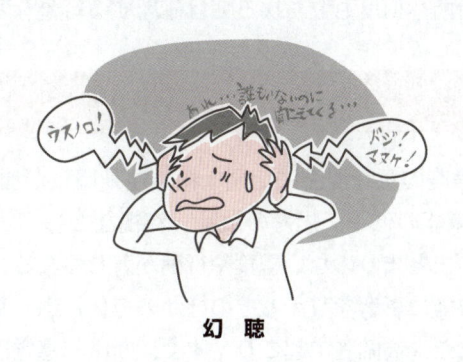

幻　聴

妄想

妄想は，明らかに誤った思考の内容を，それが正しいと確信しており，訂正不可能であるものをいう。妄想は，妄想的内容の違いによって，被害的，誇大的，微小的内容の妄想に分けられる。例えば，他人から危害を加えられる，いじめられる（被害的内容），自分は高貴な血統の出である，自分は救世主だとか予言者である（誇大的内容），些細なことで他人に迷惑をかけた罪深い人間だ，身体的には全く問題ないのに癌だ，エイズだなど不治の病にかかったと思い込む（微小的内容）などがある。

強迫

自分では不必要でやめたいと思っていながら，やめると不安になるために，ある思考（行為）をやめることができないことを強迫思考もしくは強迫観念（強迫行為）という。強迫思考は，自分でもばかばかしいと思う考えが意志に反して浮かび，考えまいとしても自分の意志ではどうにもならない状態をいう。強迫観念（強迫行為）は，ばかばかしいと思っていても，ある行為をしないではいられない状態をいう。例えば，ガス栓を閉めたかどうか気になって，台所へ何度も立ち戻っては確認する行為などを指す。

せん妄

軽度ないし中等度の意識混濁に活発な精神運動興奮が加わるものをせん妄という。認知機能の低下，思考の散乱，幻視などの幻覚，錯視などの錯覚，錯乱を伴い，まとまりのない言葉や行動が著しくなる。せん妄は，中枢神経疾患，脳の機能に影響を与えるそのほかの身体疾患，薬剤の影響などによって生じる。また，高齢者で起こりやすく，断眠，感覚遮断や感覚過剰，不動，環境の変化などの身体的・心理社会的因子がせん妄を誘発することもある。

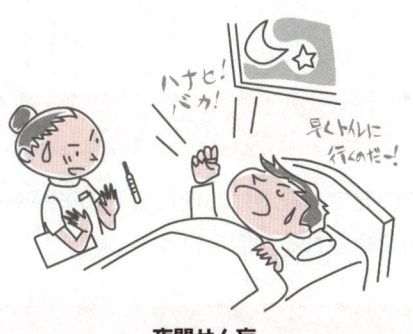

夜間せん妄

認知症

　脳の器質性障害によって生じる**持続的な認知機能の低下の状態**であり，脳が広範な障害を受けたときに出現する一般的な症候をいう。それは，社会的あるいは日常的な生活を行っていくうえで，明らかな障害をきたすものであって，記憶能力，思考判断力，言語機能などの障害にとどまらず，感情や意欲の低下，人格面での障害，行動面での異常などを伴う。

離脱症状〈退薬症候群〉

　離脱症状とは，大量に長期間にわたっていた物質の使用を中止または減量することによって生理学的・認知的変化を伴って発現する物質特異的な症候群をいう。離脱症状は，物質への身体依存によるものであり，不眠，不安，興奮，苦悶，錯覚，幻覚，妄想，せん妄，振戦，けいれん発作，意識障害，発汗，流涙，発熱，頻脈，動悸，食欲不振，嘔気，嘔吐，頭痛，四肢の疼痛など多彩な身体症状と精神症状が認められる。

適応障害

　ストレスが原因になり，日常生活，職業，学業などが著しく障害され，一般的な社会生活ができなくなる。はっきりと確認できる大きなストレス，および継続的，反復的にかかり続けるストレスが発症の原因であり，そのストレスを受けてから3か月以内に情緒面，行動面で症状が発生することが診断

の基準となる。

心身症

　身体疾患の中でその発症や経過に心理社会的因子が密接に関与し，器質的ないし機能的障害が認められる病態をいう。

攻撃的言動

　統合失調症，躁状態，境界性パーソナリティ障害，てんかん，認知症などでみられる。躁状態では，感情が高揚し，精神運動性興奮，思考促迫などにより他者の迷惑を顧みない言動を数多くとるようになり，トラブルを起こしやすくなる。

行動制止

　日常生活の動作を行う意欲さえ減退し，行動範囲が極端に狭まることをいう。うつ病や統合失調症の慢性状態でみられる。さらに意志発動の低下が進むと，昏迷または亜昏迷と呼ばれる状態になる。

昏迷状態

　話しかけても返事や反応がなくなり，外からの刺激に対して応答を失っている状態を指す。意識障害はないので，周囲の人がいったことは理解しており，記憶もしている。その点で，意識障害を伴う「昏睡状態」と間違えやすい。なお，亜昏迷の亜というのは，昏迷よりも少し症状が軽い状態という意味である。

連続飲酒（発作）

　強い飲酒欲求や強迫的な飲酒行動により生じる。泥酔するまで飲み続け，目が覚めると再び飲酒するという生活パターンである。

精神症状のアセスメント

既出問題チェック　一般問題

☐ 歩道を歩いている途中で立ち止まってしまったAさん。「ブロックの継ぎ目を踏んではいけないという考えが，頭のなかで繰り返され動けない」と言う。Aさんの症状はどれか。96-A143
1 連合弛緩
2 観念奔逸
3 思考途絶
4 強迫観念

解答・解説

1 ×
2 ×
3 ×
4 ◯

1つの考えにとりつかれてしまいどうにもならず，たとえそのことの馬鹿らしさに気づいていたとしても，そこから抜け出せないのが強迫観念の状態である。

☐ 病棟入口の鍵がかかっているかを10分ごとに確認する行為を繰り返している患者への対応で最も適切なのはどれか。97-A146
1 確認行為を減らすよう促す。
2 入口のドアから離れるよう病室へ誘導する。
3 閉鎖病棟では，いつも鍵はかかっていると説明する。
4 趣味やゲームを楽しめる時間を作りリラックスできるようにする。

解答・解説

1 ×
2 ×
3 ×
4 ◯

強迫行為そのものから焦点をずらし，リラックスして安心できるように働きかけることには，強迫行為の背景にある不安を軽減する効果があると考えられる。

☐ 80歳の男性。心不全と肺炎のため入院した。夜間に点滴静脈内注射と酸素チューブとを外し「廊下に猿がいる」と言って歩き回っている。
患者の状態はどれか。98-P77
1 躁状態
2 不安状態
3 昏迷状態
4 せん妄状態

解答・解説

1 ×
2 ×
3 ×
4 ○

せん妄状態とは，意識混濁に不安や興奮，錯覚や幻覚・妄想などの精神症状が加わった状態を指す。また，夜間せん妄という言葉もあるように夜間起こりやすいことも特徴である。

☐ せん妄を起こしやすいのはどれか。**2つ選べ**。99-P90
1 認知症
2 躁うつ病
3 摂食障害
4 頭部外傷
5 人格障害

解答・解説

1 ○
2 ×
3 ×
4 ○
5 ×

認知症では，夕方から夜間にかけてせん妄状態になることが多い。認知症にせん妄が合併することはあるが，認知症は基本的に不可逆的であるのに対し，せん妄は可逆的であり薬剤による対処が可能である。また，頭部外傷や脳疾患などで脳に何らかの急性の病気が起こると，せん妄を起こすことがある。

☐ ベンゾジアゼピン系薬物（抗不安薬）の離脱症状はどれか。**2つ選べ**。89-A143
1 過眠
2 過食
3 せん妄
4 けいれん

解答・解説

1 ×反跳性不眠をきたしやすい。
2 ×過食はみられない。
3 ○
4 ○ ｝大量を連用し中断した際に出現することがある。

☐ 思考の障害はどれか。**2つ選べ**。101-P89
1 妄想
2 幻聴
3 昏迷
4 連合弛緩
5 抑うつ気分

解答・解説

1 ○妄想は，不合理で現実にはありえない内容であるにも関わらず，本人が強い確信をもち，第三者が論理的に説得しても訂正することができない考えをいう。
2 ×幻聴は知覚の障害であり，思考の障害ではない。幻覚は実際に存在しないものを存在するかのように知覚することである。幻覚が聴覚で起きているのが幻聴である。
3 ×昏迷とは意識は清明なのに，表出や行動などの意志の発動が全く行われなくなった状態で，外界からの刺激に反応しない状態である。
4 ○連合弛緩とは，思考形式の障害であり，思考の流れの中で関連性と統一性が欠け，思考のまとまりがなくなるもので滅裂思考の1つである。
5 ×抑うつ気分は感情の障害である。抑うつ気分とは，憂うつ感を中心とした気分で，行動がおっくうになり，不眠や食欲不振を伴うことが多く，うつ病に特徴的である。

1 精神症状のアセスメント 43

☐ リラクセーション法はどれか。**2つ選べ**。99-P89
1 自律訓練法
2 サイコドラマ
3 認知再構成法
4 漸進的筋弛緩法
5 アサーショントレーニング

解答・解説

1 ○
2 ×
3 ×
4 ○
5 ×

自律訓練法は，「気持ちがとても落ち着いている」「手足が重たい」など7つの公式を順に心の中で繰り返し唱え，自己催眠状態に導くことでストレスを緩和する方法であり，代表的なリラクセーション法である。また，漸進的筋弛緩法は，意図的に筋肉を緊張させ，それから力を抜くことにより，緊張とリラックスの違いを体験するリラクセーション法である。

☐ 意識障害はどれか。**2つ選べ**。102-P85
1 昏　睡
2 制　止
3 せん妄
4 途　絶
5 フラッシュバック

解答・解説

1 ○昏睡は意識清明度をあらわし重篤な意識障害を示している。外界からの刺激に反応せず疼痛刺激に対しても覚醒しない状態である。広範な大脳障害や上部脳幹障害で生じる。
2 ×制止は人の行動などを押さえとどめることであるが，意識障害とは直接的な関連はない。
3 ○せん妄は意識変容の1つである。幻視・幻聴・錯覚・妄想などの症状が出現する。
4 ×思考の障害の1つである思考途絶では，思考が中断され，話している途中で急に会話が止まってしまうことがあるが，それは意識障害とは直接的な関連はない。
5 ×フラッシュバックは覚せい剤など精神異常発現物質の摂取による異常体験が，正常に回復したあとにも再発することをいう。心的外傷後ストレス障害（PTSD）の侵入的回想を示すこともある。

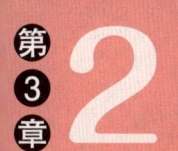

第3章 2 精神状態・問題行動と看護援助方法

> **学習の要点**
> さまざまな精神状態や問題行動に対して，それらに適した具体的な援助方法があります。精神状態や問題行動があらわす患者の背景を確認することが大切です。

不安緊張状態

　不安緊張状態とは，不安でイライラと緊張し，落ち着かない状態をいう。行動は落ち着きなくソワソワしたり，多弁になったりする。ときに，突発的に暴力行為や破壊行為に走ることもある。身体面では，自律神経機能の変化を介して，心拍数や呼吸数が増えドキドキしたり，手やからだがふるえたり，筋肉が緊張してからだが硬くなったり，汗が出たり，頻尿になるなどの生理的反応がみられる。

　このような状態にある患者の看護としては，まず不安を軽減することが必要となる。また，患者の訴えに耳を傾け，患者の気持ちに共感的理解をもつことも重要となる。患者を質問攻めにしたり，行動を批判するなどは，緊張と不安を助長するので好ましくない。静かな落ち着ける場所で，受容的な態度で対応するとよい。

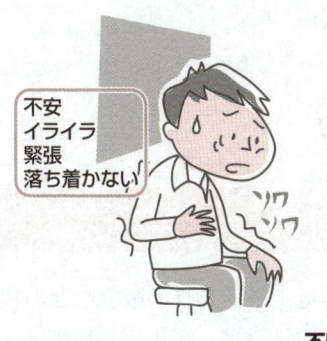

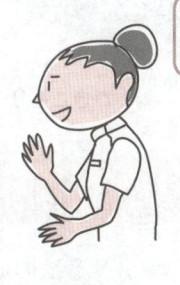

不安緊張状態

ひきこもり状態

　ひきこもり状態とは，外界との接触を絶ち，家の中に閉じこもり，自己の内的世界にひたるといった状態をいう。周囲との相互関係を拒否し，ひきこもることによって一時的な安定を得ており，その背景には，さまざまな心理状態があると考えられている。原因は，精神疾患によるもの，心理社会的な要因によるものなどさまざまで，複雑に絡み合っている。

　この状態にある患者の看護としては，働きかけると称して過度に患者に立ち入り，聞き込み，指導することは好ましくない。だからといって放っておいてよいというわけでもない。「言いたくないことは言わなくてもよい」ということが原則で，まず安心感を与え，場合によっては自閉を保障する必要がある。上手な距離と間合いをとりながら，不用意に踏み込むのではなく，関心を向け，安心感を与えることが必要である。そして，患者が自分で自分の問題をどのようにとらえているのかなど，ともに考え，患者が自分の課題に取り組んでいけるよう支援していくことが重要である。

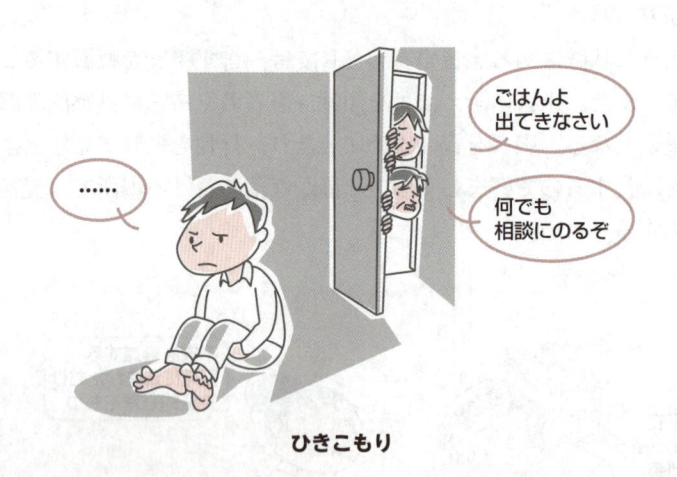

ひきこもり

抑うつ状態

　抑うつ状態とは，抑うつ気分や意欲の低下，活動性の減少などの状態をいう。身体的な不調を自覚し，睡眠障害，食欲減退，頭重感，疲労感などが

みられる。また，意欲・行動面では，おっくうになり物事への興味・関心を失い，記憶力，判断力が低下する。さらに，何をするにも自信がもてず，自己評価が低下し劣等感に悩むなどがみられる。しばしば，自責感，罪業感から消えてなくなりたいという気持ちに陥ったりする。

　この状態にある患者の看護としては，患者が心身の安静を保てるように配慮する必要がある。その一方で，患者の気持ちを察し，訴えに耳を傾け，患者の気持ちに共感的理解をもつことが重要である。また，抑うつ状態は自殺との関連が強いので，このことを念頭において見守る必要がある。特に，患者の元気なようすに安堵の気持ちを示すと，「見かけだけです」などと悲観的になり自殺に追い込むおそれがあるため，安易な励ましは避ける必要がある。患者の抑うつ感情の状態をよく観察し，十分に把握する必要がある。

躁状態

　躁状態の主症状は，病的な感情の高揚と，それに伴う爽快気分，上機嫌，自我感情の亢進などである。これらと関連して，思考のテンポが速くなる観念奔逸や精神運動興奮などもみられる。感情面では，気分爽快や上機嫌のために表情は愉快そうで活発であり，楽観的で自信過剰にみえる。しかしその反面，感情の安定性を欠き，尊大，易刺激性，攻撃性といった症状もみられる。意志・行動面では，態度が，相手かまわず慣れ慣れしく尊大で無遠慮，横柄にみえる。多動多弁で絶えずしゃべり，忙しそうに身体を動かし疲れ知らずといった感じである。

　この状態にある患者の看護としては，患者の躁状態をことさらに刺激しないように努める必要がある。また，患者の状態が本人や周囲の人たちにどのような影響を与えているかを見極めて対応を考える必要がある。患者の言動に，周囲の人たちを顧みない言動がみられる場合，それをやめさせる目的で看護師が説得したり，抑制したりすることは，逆効果になることが多いので注意する。

幻覚妄想状態

　幻覚妄想状態とは，実際には存在しないものを，存在するものとして知

覚する幻覚や明らかに誤った思考の内容を，それが正しいと確信し，訂正不可能である妄想を主とする状態である。

　この状態にある患者の看護としては，患者の気持ちに関心を寄せることが重要である。幻覚妄想に行動が左右されている場合は，患者自身では行動をコントロールできないので，安全な環境を整えること，安心できるような関わり方を工夫することなどが必要となる。また，患者の得意なことや興味をもつことを手がかりに具体的な行動をともにしながら現実感が高まるよう働きかけることが必要となる。一方で，現実と異なる患者の表現や感じ方を訂正しようとしたり，説得しようとすることは，患者自身が否定されているように感じたり，看護師に対する不信感を抱いたりするので適切ではない。内容を根掘り葉掘り聞くことも，妄想をより頑固なものにしかねないので適切ではない。

意欲減退状態

　意欲減退状態とは，欲動が減退ないし欠如した状態をいう。それは，発動性低下，自発性欠如となってあらわれる。

　この状態にある患者の看護としては，患者は看護師の話を聞いており，理解できていると思われるので，患者が関心を寄せている事柄を見出し，それらを通して働きかけることが必要となる。また，患者が好んで動かないことを理解し，患者の得意なことや興味をもつことを手がかりに場所・時間など関わり方を工夫することも必要となる。加えて，この状態にある患者は，表現が抑制されているので，身体状態についても観察する必要がある。

不眠状態

　不眠は，寝つきが悪いという**入眠障害**と，入眠は問題ないがすぐに目が覚めてしまう**中途覚醒**，夢ばかりみて眠った感じがせず早朝に目が覚めてしまう**早朝覚醒**といった熟眠障害に大別できる。不眠の原因としては，身体的，生理的，心理的，精神疾患関連，薬剤性要因などがあげられる。

　この状態にある患者の看護としては，原因に応じて対応することが肝心である。患者の訴えを十分に聞き，不眠の原因を明らかにすることが重要とな

る。また，患者が安心して眠れるように環境を整えることが必要となる。さらに，日常生活リズムの乱れに対しては，環境や生活を整える援助が必要となる。

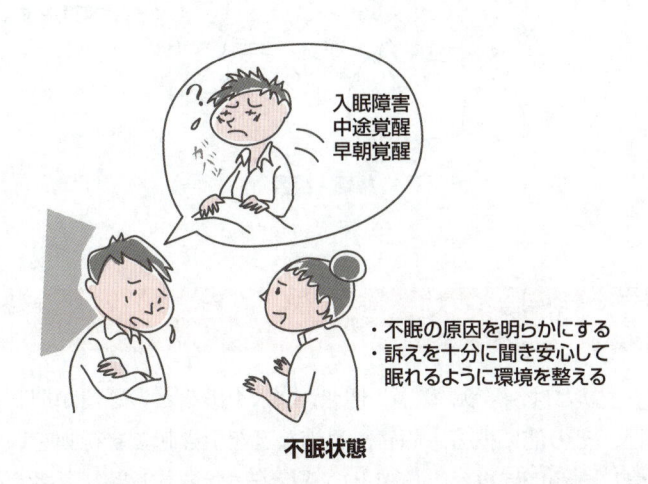

入眠障害
中途覚醒
早朝覚醒

・不眠の原因を明らかにする
・訴えを十分に聞き安心して眠れるように環境を整える

不眠状態

拒絶・拒否

　拒絶・拒否とは，外部からの働きかけを理由なく拒否し，反抗する態度をいう。例えば，座らせようとすると立ち上がったり，食欲が生じていても食事を摂らなかったり，尿意や便意を感じていても排泄しようとしなかったり，薬を飲まなかったり，着替えや入浴を勧めても応じなかったり，人との関わりを拒否して閉じこもったりすることなどがあげられる。特に，入院患者によくみられる拒絶・拒否には，医療者への不信感が反映されている場合が多い。例えば，自分の置かれている状況が納得できなかったり，自分の意志が尊重されていないと感じていたりする。

　このような場合，患者の訴えをよく聞き，拒絶・拒否の原因を明らかにすることが重要になる。また，焦らず根気よく接することも必要となる。看護師は，ときとして患者の拒絶・拒否に耐えかね，質問攻めにしたり，会話を強要したり，看護師が1人でしゃべり続けたりする。患者の行動にはさまざまな意味があると考えられるので，待つ努力をすることも大事である。

- 外部からの働きかけを拒否する
- 医療者への不信感

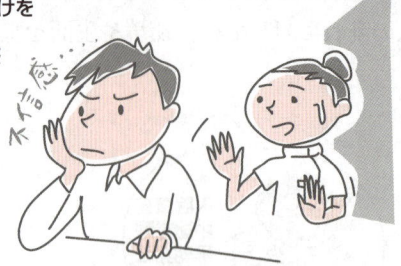

- 訴えをよく聞き原因を明らかにする
- あせらず根気よく接する
- 待つ努力をする

拒絶・拒否

攻撃的行動

　攻撃的行動とは，怒り，敵意，憎悪，欲求不満などの感情が抑制できず，他人，自己，その他に損害，障害，恐怖などを引き起こす行動をいう。行動が自分自身に向かえば自殺，自傷という行為になる。しかし，多くの場合，攻撃性は患者にとって自分自身を守る唯一の手段であるといえる。患者は外界から自分自身を守るために，あるいは自分自身の内部のおびえを隠すために必死になって攻撃を仕掛けているのである。

　このような状態にある患者の看護としては，患者の状態を観察するとともに，患者が脅かされないような安心できる環境を整えることが重要となる。また，攻撃そのものに振り回されるのではなく，攻撃性の根底にある問題について考えていく必要がある。しかし，多くの場合，攻撃性は看護師に向けられ，攻撃そのものに振り回されてしまう。そのような攻撃に対し冷静に対応していくためには，チームとして一貫した態度で接し，患者に関心を示し続けていく必要がある。

操作・試し行為

　操作・試し行為とは，対人関係上において，自分の欲求を満たすために，自分の都合のよいように他者をコントロールしようとする行いをいう。例えば，ある特定の人物に対し攻撃したいときに，自分が直接攻撃するだけではなく，その人の悪口を吹聴したり，その人が他者と対立するよう仕向け

たりすることなどである。医療の場においては，看護師のみならずその他のスタッフが操作の対象になることがしばしばある。
　この結果としてのチームの破綻を防ぐために，スタッフミーティングをもつことが重要となる。スタッフミーティングにより，綿密な情報交換や意見交換をすることでお互いの対応を確かめあい，対応のバラツキをなくす必要がある。操作・試し行為をする患者には，医療スタッフの統一した対応が必要とされる。スタッフ個々には，患者の操作に対し憤慨したり，自己嫌悪や無力感に陥るのではなく，治療的な関係が保てるよう自己コントロールすることが求められる。

精神状態・問題行動と看護援助方法

既出問題チェック　一般問題

☑ 精神科看護師の役割として**適切でない**のはどれか。88-A86
1. 治療的人間関係の促進を図る。
2. 患者の自己決定能力を高める。
3. 患者を社会の偏見から遠ざける。
4. 患者のケアの継続性を保障する。

解答・解説

1. ○患者の立場で感じ，考えることにより患者が直面している問題を解釈し，理解を深めることができる。
2. ○患者の立場や人権を第1に考え，患者の意志を尊重した関わりが必要である。
3. ×社会の偏見により患者が不利益を被らないように見守るとともに，直面する困難を患者が乗り越えていけるように支援していく必要がある。その一方で，社会に対する働きかけが必要となる。
4. ○ケアの継続性を保障することは重要である。

☑ 抑うつ状態の患者で正しいのはどれか。93-A149
1. 活動性の低下から体重が増加する。
2. 小さなことでも被害的に話す。
3. 夕方に抑うつ気分が強い。
4. 知的能力が低下する。

解答・解説

1. ×抑うつ状態では，活動が低下し，それとともに食欲減退もみられるため，全体としては体重減少になる。
2. ○小さなことでも気にかかり，それがなかなか拭えない。また，悲哀感，罪責感，絶望感から言動が被害的になる。
3. ×典型的な気分の日内変動は，朝に症状が悪化し，夕方に軽快することが多い。
4. ×抑うつ状態とは，抑うつ気分や意欲の低下，活動性の減少などの状態をいい，知的能力の低下はみられない。

☑ 15歳女子の母親。「このごろ娘が全く口をきいてくれない。部屋に鍵をかけて閉じこもり，食事は家族が寝静まってからひとりで食べている。深夜に1時間くらい入浴している。朝になると何も食べないで登校して行くが，遅刻しがちである。これは何か悪い病気なのではないか。私は子育てを間違ったのではないか」と泣きながら精神科外来に電話をかけてきた。この女子はこれまで母親と仲が良く，何でも話し合っていたが，この1年で急激に変化してきたという。母親の支援で**誤っている**のはどれか。93-A150

1 女子の精神科受診を勧める。
2 生活指導の強化を学校に依頼するよう勧める。
3 母親の来院を勧める。
4 母親の見守りの姿勢を支持する。

解答・解説

1 ○ 治療の開始は，受診から始まる。母親に娘の受診を勧めるのはよいが，強要は避けるべきである。
2 × 生活指導を強化することは，本人の心の傷になるような侵襲性の高い介入である。したがって望ましくない。
3 ○ 家族（この場合は母親）が定期的に相談に来るという家族精神療法も一定の効果がある。
4 ○ 母親は，娘の症状を自分のせいだと責め，うつ的になったりする。その場合は，母親の気持ちを受けとめ，支持する態度が必要である。

☑ 1週前に抑うつ状態で入院した患者が病室にひきこもっている。最も適切な対応はどれか。91-A143

1 朝は定時に起こす。
2 食事のときは食堂に誘う。
3 午後は散歩に誘う。
4 夜は読書を勧める。

解答・解説

1 ×
2 ×
3 ○
4 ×

抑うつ状態の患者は，自分で自分のことができない，やろうとしてもできない状態になっているので，患者の気分を受けとめ，理解しようとする姿勢が必要となる。また，患者は一般的に午前中がつらく，午後は調子がよくなると訴えるので 3 を解答とする。

☑ 「午前中は頭が働かず考えられない。動けない。午後には楽になる」と訴え，観察でも同様の状態が認められた。
患者の状態で正しいのはどれか。94-A140
1 解離状態
2 うつ状態
3 パニック状態
4 亜昏迷状態

解答・解説

1 × 統一的な自己の感覚が失われ，解離性健忘，解離性遁走，多重人格障害，運動障害などが生じる。
2 ○ うつ状態の患者は，朝方は気分が悪く，午後もしくは夕方になると気分が楽になると訴えることが多い。
3 × 基礎に身体疾患や明らかな誘因がない場合に，動悸，発汗，死の恐怖などの症状が出現する。
4 × 昏迷は意識は保たれているが，外界の刺激に反応しないので精神活動が停止してみえる状態である。亜昏迷はこれに準ずる状態である。

☑ 躁状態による生活上の変化で正しいのはどれか。90-A146
1 食欲の低下
2 睡眠時間の減少
3 他人への無関心
4 昼夜逆転の生活

解答・解説

1 ×
2 ○
3 ×
4 ×

躁状態にある患者は，態度が相手かまわず慣れ慣れしく尊大で無遠慮，横柄にみえる。多動多弁で絶えずしゃべり，忙しそうに身体を動かし疲れ知らずといった感じである。また，気分の高揚から寝ても覚醒し，寝ていられない状態になる。

☐ 興奮状態にある患者の看護で適切なのはどれか。93-A142
1 興奮が激しいときは言語的表現を促す。
2 制止するときは刺激しないよう看護師1人で行う。
3 心理的距離をとるために話しかけない。
4 事実の誤認に対しては同意しない。

解答・解説
1 ×言語的表現をさらに促すことは興奮を助長することにつながる可能性が高いので不適切である。
2 ×看護師1人に攻撃性が集中することがあるので，圧迫感を与えないようにしながら複数で対応する。
3 ×話しかけないことは，患者にとっては無視されたと受けとめられる可能性が高い。
4 ○事実誤認に対して場当たり的に同情すると，患者の混乱を招く可能性がある。

☐ 入院中の患者が「自分の手が汚れていて洗ってもきれいにならない」と言い，石けんでの手洗いをやめることができない。手背の皮膚に乾燥や発赤がみられる。
対応で適切なのはどれか。92-A145
1 手が荒れていることを知らせて荒れない方法を相談する。
2 手洗いには気がつかないふりをして手の皮膚の処理を行う。
3 手洗いには介入せずに専用の石けんを購入して経過をみる。
4 手が汚れていないことを説明して手洗いをやめるよう話す。

解答・解説
1 ○手洗い自体を矯正しようとするのではなく，手が荒れているという事実を知らせ，荒れない手洗い方法を患者とともに考える。
2 ×｜強迫行為のもととなっている不安をなおざりにしたまま，皮膚の処置を行っ
3 ×｜たり，石けんを変えても効果は少ない。
4 ×強迫行為は何らかの不安に基づくものであり，矯正しようとしたり，抑制したりすることは，かえって患者の苦痛を強めることにもなりうる。

精神状態・問題行動と看護援助方法

既出問題チェック　状況設定問題

Fさん, 52歳の女性。不眠と浪費, 息子の妻への攻撃とが激しくなり, 通常の生活が営めなくなったため息子夫婦に付き添われて入院した。4日目, 処方された内服薬は服用しており, 入院以来夜間の中途覚醒が続いていたが昨夜はみられなかった。外出や買い物を強く要求するが, 精神保健指定医である主治医によってこれらの行動は制限されている。受け持ちの看護師は10年の精神科看護の経験があり, 丁寧に対応しているが, <u>Fさんは「話しているとイライラする」と受け持ち看護師や他のスタッフを強く攻撃する。</u>

☑ 下線部の行動の解釈で適切なのはどれか。92-P58
1. 受け持ち看護師に刺激されている。
2. 攻撃性の亢進が続いている。
3. 息子の妻と誤認している。
4. 見当識障害がある。

☑ Fさんは食事中に他の患者の様子や食事の盛りつけ方に関心が分散し, 十分な量の食事を摂ることができない。看護師が他の患者に食事介助をしていると, そのやり方が間違っていると言って怒り出す。
Fさんへの援助で最も適切なのはどれか。92-P59
5. ナースステーションで食事を摂る。
6. 食堂で看護師が食事介助を実施する。
7. 個室に食事を運び, 食事中看護師が付き添う。
8. 高カロリー輸液に切り替える。

☑ 主治医を含めたカンファレンスの内容で適切なのはどれか。92-P60
9. 受け持ち看護師の変更
10. Fさんの反応の意味
11. 薬物療法の変更
12. 行動制限の解除

解答・解説

1 ×受け持ち看護師は，丁寧に対応しているということから刺激にはなっていない。
2 ○受け持ち看護師だけでなく他のスタッフに対しても攻撃しているので，他者に対する攻撃性が継続している。
3 ×入院前に息子の妻への攻撃があったのと同様に，他者への攻撃がみられるが，人物誤認ではない。
4 ×見当識障害とは，場所，人，時間についての認識があいまいになり自分のいる場所がはっきり識別できなかったり，時間の見当がつかなかったりすることである。

---

5 × ⎫
6 × ⎬ 自室といった静かな環境のほうがＦさんへの刺激は少なく気持ちを集中させやすい。看護師はそばに付き添い，食事摂取の状態を観察するとともに，食事に集中できるよう促す必要がある。
7 ○ ⎭
8 ×Ｆさんは，経口摂取が可能な状態であるため，高カロリー輸液の必要はない。

---

9 ×Ｆさんは，他のスタッフに対しても攻撃している。したがって，Ｆさんと受け持ち看護師との関係が悪いとは考えにくい。受け持ち看護師を変更する必要はない。
10 ○Ｆさんの反応の意味を考えることは，看護を継続していくうえで重要なことである。
11 ×攻撃性は継続しているものの中途覚醒はみられなくなってきていることから効果は期待できる。現時点で薬物療法の変更を考える必要はない。
12 ×現時点で，Ｆさんの攻撃性は継続しており行動制限の解除は適切ではない。

第4章　精神科治療と看護

1. 統合失調症 …………………………… 60
2. 気分〈感情〉障害 …………………… 76
3. 神経症性障害 ………………………… 90
4. 摂食障害 ……………………………… 100
5. 睡眠障害 ……………………………… 107
6. パーソナリティ障害 ………………… 110
7. アルコール関連障害 ………………… 117
8. 薬物依存症 …………………………… 126
9. ストレス関連障害 …………………… 129
10. 認知症 ………………………………… 137
11. 器質性精神障害 ……………………… 150
12. 症状性精神障害 ……………………… 155
13. てんかん ……………………………… 161
14. 心身症 ………………………………… 171
15. 小児精神疾患 ………………………… 180
16. 身体療法 ……………………………… 188
17. 精神療法 ……………………………… 202
18. 活動療法，リハビリテーション療法 … 208
19. 治療環境 ……………………………… 213

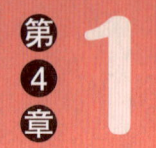

第4章 1 統合失調症
schizophrenia

学習の要点
統合失調症は精神疾患の中でも発生頻度が高く，入院患者が最も多い重要な疾患です。病型や病期の特徴と，それにあった看護をおさえましょう。

病 態

統合失調症は，100人に1人弱という発生頻度の高さ，病像の特異性，治療上の困難さなどから精神医学の臨床において最も重要な位置を占めている疾患である。15～35歳の比較的若い時期に発症し，45歳以降に発症することはほとんどない。

統合失調症は，破瓜型，緊張型，妄想型，単純型，残遺型の5つの病型に分けられる。

破瓜型は，比較的若年から徐々に発症し，初期には，さまざまな異常体験を示すことが多くある。治療によって異常体験は消退することもあるが，次第に意欲低下や感情の平板化といった陰性症状が目立つようになり重度の残遺状態に至る。

緊張型は，20歳代前後に急激に発症し，強い緊張病性興奮を示す。その一方で，精神運動性が極度に低下して緊張病性昏迷に陥ることもある。ときには，この両方を繰り返すこともある。

妄想型は，20歳代後半から30歳代に発症し，妄想構築といわれる体系化された妄想を有するのが特徴的である。ときには，幻聴や自我障害などの異常体験が出現することもある。

単純型は，感情鈍麻や自発性の低下，自閉などの陰性症状を示すが，幻聴や妄想など際立って異常な症状はみられない。治療にはあまり反応せず，徐々に人格の荒廃が進んでいく。

残遺型は，慢性期に入り，急性期症状が消退した後の比較的安定した状態をいう。その状態は，後遺症とは異なり，症状が再燃する可能性を秘めている。

統合失調症の本態については，その発症に遺伝が関与していることが以前から認められている。また，生化学的研究によってドパミン受容体における神経伝達障害説やセロトニン異常説，電気生理学的研究によって眼球運動や脳波の基礎活動および事象関連電位の障害などが見出されている。さらに脳機能画像によって頭頂葉の血流低下とともにドパミン受容体の異常を裏付ける結果も報告されている。このような生物学的要因のほかに，生育歴や家族背景などの環境要因の影響も指摘されている。しかし，今のところ統合失調症について確実な知見は得られていない。

症　状

　統合失調症では，認知，行動，そして両者をつかさどるさまざまな精神機能に障害が生じる。そのために，精神症状や行動面の症状など多様な症状がみられる。

　急性期に顕著にみられる，際立って異常な症状を**陽性症状**という。幻覚，妄想，させられ〈作為〉体験などの異常体験や，滅裂思考，興奮，昏迷などがこれにあたる。一方，陽性症状とは対照的に，慢性期になって前影に立つ，目立たない症状を**陰性症状**という。自閉，感情鈍麻，自発性の欠如，思考の貧困化などがこれにあたる。陰性症状は，後遺症とは異なり，再燃の可能性を秘めている。

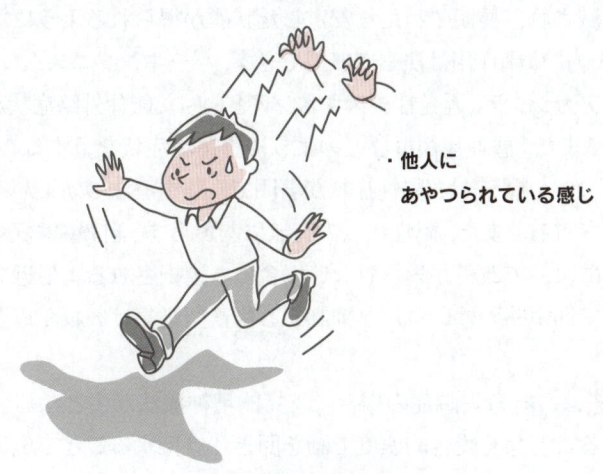

・他人に
　あやつられている感じ

させられ〈作為〉体験

検査・診断

　統合失調症の原因が見出されていない現状では，診断に役立つ検査などは実用化されていない。したがって，診断は，他覚的症状や主観的症状，生育歴や家族背景といった環境要因の影響などをもとに行われている。あくまで推定上の原因から症状の発生までの過程，症状の推移をみたうえで診断を行っている。最近では，診断の信頼性を向上させ，世界的に標準化するために操作的診断基準〈Operational Diagnostic Criteria〉が設定され，臨床で多く用いられている。操作的診断基準としては，**国際疾病分類**〈International Classification of Diseases：ICD〉第10版，**精神疾患の診断・統計マニュアル**〈Diagnostic and Statistical Manual of Mental Disorders：DSM〉第5版などがある。

治　療

　治療には，**薬物療法**，**電気けいれん療法**，**精神療法**，**活動・リハビリテーション療法**の4つがある。これらの治療法は，いずれか1つを選択するのではなく，患者の状態像や病期にあわせて使い分ける。

　薬物療法では，抗精神病薬が中心に用いられる。抗精神病薬により，精神症状が軽減され，長期にわたり安定した状態が得られるようになった。しかし，その一方で，副作用は決して無視できず，パーキンソニズム（パーキンソン症候群），アカシジア，遅発性ジスキネジアといった錐体外路症状がみられることがある。また，悪性症候群などのように重篤な症状を呈することもある。

　電気けいれん療法は，陽性症状が著明で，薬物療法の効果がみられない場合に選択される。また，陽性症状の有無に関わらず，自殺のおそれがあり，他の治療法によって改善がみられない場合にも選択される。最近では，筋弛緩薬を用いて通電路のけいれんを抑制する修正型電気けいれん療法が用いられている。

　精神療法は，統合失調症の場合，支持的精神療法が主となる。患者の内面に立ち入ることなく受容的態度で話を聞き，支持することで現実的な問題に立ち向かうことを目指している。

活動・リハビリテーション療法には，作業療法，レクリエーション療法などがある。これらは，急性期を脱し社会復帰を目指している患者に対して行われるばかりでなく，慢性化して，ともすれば日常生活能力が減退し，自発性が失われ，対人接触が欠如している患者に対しても行われる。

看 護

統合失調症の患者の看護で重要なのは，**病期にあったケアを提供**するということである。

急性期にある患者は，陽性症状のために自分の身体的な感覚を含む現実を歪んで認識する。また，注意の範囲が狭くなったり，論理的な思考ができなくなったりする。そのために，自分の身の回りや健康状態へ配慮することが困難となり，日常生活が破綻してしまう。また，自分自身や他者に対する安全に配慮しにくくなる。家族にとっては大きな衝撃であり，不安を感じて抑うつ的になったりする。このような時期にある患者への看護としては，①患者の安全を確保する，②精神状態および身体状態を観察する，③患者に関心を向け，患者の立場で感じ，考える，④患者が安心だと感じられるような関わりをする，⑤患者が安心だと感じられるような環境を提供する，⑥確実な服薬への援助を行う，⑦セルフケアの援助を行う，などが必要となる。また，家族に対しては，①家族のつらい気持ちを受けとめ支持する，②心理教育的援助を行う，などが必要となる。

慢性期にある患者は，社会的入院をせざるをえない患者，精神症状の改善が困難な患者，改善された精神症状の維持が困難な患者，処遇困難な患者，などさまざまである。このような時期にある患者への看護としては，①患者の生活の場において日常生活を支える，すなわち低下しているセルフケアの援助を行う，②患者に関心を向け，患者の立場で感じ，考える，③精神状態を観察することで前駆症状を的確にとらえる，④前駆症状に気づいたときに患者自身で対処できるよう患者を教育する，⑤服薬指導を行い，自己管理を促進する，⑥社会復帰や日常生活の質の維持・向上を目的としたリハビリテーション訓練を支援する，などが必要となる。また，家族に対しては，①患者とその家族の交流（面会や外泊）が図れるよう支援する（これは患者に対しても行われる），②心理教育的援助を行う，などが必要となる。

統合失調症

既出問題チェック　一般問題

□ 最近の我が国の精神病院の入院患者で最も多いのはどれか。86-A29
1. 躁うつ病
2. 統合失調症
3. 脳器質性精神障害
4. 中毒性精神障害

解答・解説

1. ×
2. ○
3. ×
4. ×

我が国の平成26年の入院・外来患者数の構成割合をみると，入院では，「統合失調症，統合失調症型障害及び妄想性障害」が最も多く62.4％である（平成26年「患者調査の概況」より）。

□ 統合失調症患者が，自宅を訪問した看護師に「あなたは先週来たとき私のお金をとったでしょう」と言葉を荒げて尋ねた。
解釈で正しいのはどれか。95-A143
1. 血統妄想がある。
2. 注察妄想がある。
3. 追跡妄想がある。
4. 被害妄想がある。

解答・解説

1. ×
2. ×
3. ×
4. ○

自分のお金をとられたという被害妄想であると解釈できる。

☐ 統合失調症で幻聴に苦しむ患者への声かけで適切なのはどれか。92-A147
1 「あまり気にしないほうがいいですよ」
2 「どのような声が聞こえてきますか」
3 「そのような声は聞こえないはずですよ」
4 「苦しそうですね，大丈夫ですか」

解答・解説

1 ×
2 ×
3 ×
4 ○

患者の気持ちに関心を寄せることが重要となる。現実とは異なる患者の表現や感じ方を訂正したり，説得しようとすることは，患者自身が否定されているように感じたり，看護師に対する不信感を抱いたりするため適切ではない。また，内容を根掘り葉掘り聞くことは，幻聴をより頑固なものにしかねないので適切ではない。

☐ 3週入浴していない統合失調症患者。下着は週1回着替えているが入浴は拒否している。
対応で適切なのはどれか。94-A143
1 以前の入浴時の体験や表情について情報を集める。
2 入浴の気持ちよさについて詳しく説明する。
3 入浴拒否は間違った行動であることを説明する。
4 直ちに清拭を行う。

解答・解説

1 ○これらの情報を収集し，入浴拒否のきっかけや理由を明らかにすることが大切である。
2 ×
3 ×
入浴を拒否している患者に対して，看護師側の発想で説明して説得を図るよりも，患者が納得するアプローチを試みるべきである。強引な説得は，患者の拒否をさらに強める可能性があるので注意する必要がある。
4 ×患者の言動を無視（もしくは軽視）した行為であり，患者との信頼関係を損なう可能性が高いので不適切である。

☐ 陰性症状の強い統合失調症患者に対して社会復帰を促すのに適切な対応はどれか。95-A146
❶ 患者の生活ペースに合わせる。
❷ 患者の意思の発動を待つ。
❸ 患者に今の状態を振り返らせる。
❹ 患者に具体的な活動を提案する。

解答・解説

❶ ×
❷ × 陰性症状では，思考力や判断力の低下がみられるため，抽象的なものよりも具
❸ × 体的で明確な活動を提案するほうが患者の意欲が促進される傾向にある。
❹ ○

☐ Aさん（21歳，男性）は，統合失調症（schizophernia）と診断され，入院してハロペリドールの投与が開始された。入院後3日，39.5℃の急激な発熱，発汗，筋固縮および意識障害を認めた。
Aさんの状態で考えられるのはどれか。103-P70
❶ 昏迷
❷ 悪性症候群（malignant syndrome）
❸ てんかん発作
❹ 静座不能〈アカシジア〉

解答・解説

❶ ×昏迷とは，意志発動が全く行われず意志表出や行動が認められない状態であるが，意識は清明である。意識障害を認めていることから昏迷ではない。
❷ ○悪性症候群の典型的な症状として，急激な高熱（38〜40℃），意識障害，発汗，筋固縮があがる。
❸ ×てんかん発作は突然起こり，短時間で突然消失する特徴があり，通常は数十秒から数分以内で消失する。
❹ ×アカシジアは，抗精神病薬の副作用である錐体外路症状による静座不能症のことをいう。主な症状は，じっとしていられない，下肢のむずむず感などである。

☐ 統合失調症の陰性症状はどれか。97-A144
1 作為体験
2 感情鈍麻
3 滅裂思考
4 被害妄想

解答・解説

1 ×
2 ○ ⎫ 感情鈍麻は，感情表現が乏しくなるだけでなく，他者の感情表現に共感するこ
3 × ⎬ とも少なくなる。「感情の平板化」とも呼ばれ，陰性症状の1つに分類される。
4 × ⎭

☐ 無為自閉の患者に作業療法が開始された。患者はプログラムに参加するがその場にいるだけという日が続いた。
対応で最も適切なのはどれか。98-A86
1 作業への参加を患者に何度も促す。
2 参加の必要性を再度査定する。
3 活動できない理由を患者に聞いてみる。
4 患者の自主性が出てくるまで待つ。

解答・解説

1 ×
2 × ⎫ 支持的で安全な環境を提供しながら患者の意志・感情や，「その場にいるだけ」
3 ○ ⎬ という行動の意味を確認すべきである。
4 × ⎭

第4章 精神科治療と看護

1 統合失調症 67

統合失調症

既出問題チェック　状況設定問題

　62歳の男性。20歳代に統合失調症，30歳代後半で糖尿病を発症した。いずれの治療も中断している。精神科への入院歴は2回ある。無為で妄想や独語があるが家族の援助によって何とか生活していた。数週前から跛行が出現，この1週歩かなくなったことに家族が気付いた。足を見ようとしても拒否する。同時期に妄想も悪化し，独語が活発となって精神状態が落ち着かなくなったため，家族に付き添われ精神科を受診した。その際，跛行の情報を得て，医師が診察しようとしたが患者は嫌がって靴を脱がず，説得の末脱いだ。足には自分で巻いたと思われる布があった。布を取ると右の拇趾が壊死していた。血液検査の結果，HbA1c 13.7％，血糖460 mg/dL，CRP 12.0 mg/dL，体温は37.8℃であったため入院した。

☐ 患者との関係を良好にするための入院初期のケアで適切なのはどれか。94-P88
1 足の処置をしながら食事療法について教育する。
2 足の処置をしながら痛みを我慢したことをねぎらう。
3 足のことには触れず黙って処置に専念する。
4 精神状態が落ち着くまで処置をしないで見守る。

☐ 右拇趾の壊死に対し手術が必要になった。患者に手術のオリエンテーションをしようとすると普段より独語が激しくなり，妄想にふけってしまう。
　患者の行動の解釈で正しいのはどれか。94-P89
5 痛みを看護師に訴えている。
6 意識レベルが低下している。
7 オリエンテーションを避けようとしている。
8 衝動行為の危険性が高まっている。

☐ 手術は無事終了し，リハビリテーションを行うことになった。患者は「昔から運動するのは好きじゃない」と言ってリハビリテーションをしたがらず，ベッドに座っていることが多い。歩行の安定性を確保するためリハビリテーションを行う必要がある。
　患者に対する声かけで適切なのはどれか。94-P90
9 「何から始めましょうか」
10 「一緒に訓練をやってみましょう」
11 「運動をスケジュール通りにやってください」
12 「このままだと歩けなくなりますよ」

解答・解説

1. ×精神症状が活発な時期である入院時に食事療法について教育することは，患者の混乱を招く可能性が高い。
2. ○患者自身の苦痛や苦労をねぎらうことは，安心感を与えて信頼関係を築く糸口が得られる可能性がある。
3. ×治療拒否や活発な精神症状がみられる患者に対しては，無言で接するよりも適切な声かけが必要である。
4. ×創部からの感染の危険性があるので，精神症状に配慮しながら身体的ケアを優先すべきである。

---

5. ×独語，妄想が活発であっても痛みを言語化して看護師に訴えることは可能であると考えられるので不適切である。
6. ×独語や妄想という精神症状は思考の障害によるものであり，意識障害や意識レベルの低下によるものではない。
7. ○手術に対する不安やストレスが精神症状を活発化させており，その場からの現実逃避を図っていると考えられる。
8. ×独語，妄想が増悪したからといって，必ずしも衝動行為の危険性が高まったとはいえない。

---

9. ×患者の自主性を尊重することは重要ではあるが，運動が好きではないという患者に負担感を与える可能性がある。
10. ○リハビリテーションに消極的な患者に対して，一緒に実施することを提案することは適切である。
11. ×命令や指示的な口調の声かけは，患者に負担感を与え，看護に必要な信頼関係を損なう可能性が高い。
12. ×恐怖感，不安感を与え，適切な動機付けにはつながらない可能性が高いので不適切である。

39歳の男性。統合失調症。発症から20年が経過している。単身生活をしているが，以前から言語化が苦手で対人関係に疲れ，不安焦燥感が強くなると過飲食となり，生活に困難をきたすほど飲食代がかさみ入退院を繰り返す傾向があった。今回も同様の状態となったため患者本人の希望で開放病棟に入院した。

☐ 入院後，昼夜に限らず不安に対する訴えが多い。なぜ不安なのかと聞いても「不安なんです」と言って，たびたび頓用の抗不安薬を希望し服用している。患者の表情や口調からは不安な感じは受けない。勤務している複数のスタッフに同じ訴えを繰り返している。
対応で最も適切なのはどれか。98-A118
1 積極的に頓用薬の服用を促す。
2 不安の背景について患者と話し合う。
3 何が不安なのか言語化するように求める。
4 過剰な関わりを求めていると判断して関わらない。

☐ 患者は，絶えずコップを持って洗面所にいることが多い。また，自動販売機の前で清涼飲料水を飲んでいるのも観察され飲水過多傾向にあると思われた。
対応で優先されるのはどれか。98-A119
5 飲水をやめるように促す。
6 身体症状があれば経過を観察する。
7 起床時と就寝時との尿比重を計測する。
8 本人の飲水用コップをナースステーションで管理する。

☐ 入院後2週が経過した。不安は軽減しないが夜間は良く眠れている。身体的な訴えもない。入院時身長165 cm，体重80 kgであったが，今朝の排泄後の体重は85 kgであった。
体重増加の原因はどれか。98-A120
9 活動性低下
10 慢性的な便秘
11 うっ血性心不全
12 常同的な過飲食

解答・解説

1 ×
2 ○
3 ×
4 ×
} 不安について自覚することができていることから，看護師との相互交流の中で支持的な関わりがあれば，患者は不安に関連する事柄について話しやすくなると思われる。患者自身が不安を感じた前後の状況や心理的な変化を言語化できるように促すことは有効である。

5 ×
6 ×
7 ○
8 ×
} 尿比重の測定により腎の濃縮力・希釈力の異常の有無，あるいは脱水の有無を確認することができる。健康成人の基準値は 1.015〜1.025 であり，一般的には尿量と反比例する。水分を過剰に摂取した場合，尿中に水分が多量に排泄され尿比重は低下するので，起床時と就寝時を計測し比較することを優先するのは適切である。

9 ×
10 ×
11 ×
12 ○
} 2 週間に 5 kg という体重増加は過飲食をすることがないと起こらない。不安な状態が継続していることから，過飲食が継続していると思われる。

Aさん（20歳，男性，大学生）は，皆が自分を嫌っていると言い，昨年から大学を休学し，1人暮らしのアパートで引きこもるようになった。先週，アパートで夜中に大声で叫ぶ日が続いたため，アパートの管理人から両親へ連絡があった。Aさんの両親がAさんの部屋に入ってみると，窓は新聞紙で覆われていた。Aさんは「1日中誰かに見張られている。あなたは親じゃない」と叫び続けるため，精神科病院に入院した。Aさんは，統合失調症（schizophrenia）と診断され非定型抗精神病薬による治療が開始された。

☐ Aさんは5日目ころから日中は臥床して過ごし，夜間は熟睡するようになった。食事の時間に遅れてくることが多く，看護師の声かけにほとんど反応しない。他の患者との交流もない。
　この時期の看護師の対応として最も適切なのはどれか。104-A112
1 食事摂取の介助をする。
2 作業療法への参加を促す。
3 日中の休息時間を維持する。
4 食事時間を守るよう注意する。

☐ 入院後1か月。Aさんは体重が3kg増加した。バイタルサインに異常はない。血液検査データは空腹時血糖200 mg/dL，HbA1c 5.2％である。入院時の空腹時血糖は80 mg/dLであった。Aさんと両親に特記すべき既往歴はない。
　Aさんにみられる非定型抗精神病薬の副作用（有害事象）で最も考えられるのはどれか。104-A113
5 水中毒 （water intoxication）
6 拘禁反応
7 悪性症候群 （malignant syndrome）
8 耐糖能の異常

☐ 入院後2か月。症状も落ち着いてきたため，退院の準備をすることになった。Aさんは看護師に「病気はもう治ったのに，いつまで薬を飲まなければならないのか。薬を飲むと頭がぼんやりする。体力がなくなった気がする」と話した。
　Aさんの退院の準備のために行う支援で優先度が高いのはどれか。104-A114
9 回想法
10 復学準備
11 服薬心理教育
12 筋力トレーニング

解答・解説

1 ×食事の時間に遅れることが食事摂取の介助を行う理由にはならないので，不適切である。

2 ×看護師の声かけにほとんど反応せず，他の患者との交流もない時期に作業療法への参加を促すのは時期尚早である。

3 ○夜間は熟睡しているので，日中の臥床については，それが回復のための休息時間として必要な状態であると判断すべきである。ただし，生活リズムが乱れる可能性もあるので，夜間の睡眠時間および熟睡感には注意を要する。

4 ×日中の時間帯に食事を含めた適切な日常生活行動を促すための対応が必要であり，食事の時間を守るよう注意をするだけの対応は適切とはいえない。

---

5 ×水中毒では多飲，多尿，著しい体重増加，低ナトリウム血症などが認められ，統合失調症の患者にもみられるが非定型抗精神病薬の副作用ではない。

6 ×拘禁反応は外部から遮断された環境の中で，自由を拘束された状態が続く場合にみられることがあり，うつ状態，幻覚，妄想などが生じる。

7 ×悪性症候群は定型抗精神病薬の投与中もしくは増量時にみられる重篤な副作用であり，高熱，発汗，意識障害，筋強剛などの症状が特徴である。

8 ○耐糖能とは，血糖値を正常に維持するための，グルコース（ブドウ糖）に対する代謝能力のことであり，この代謝能力が障害を受けると耐糖能異常をきたす。糖尿病は耐糖能異常が引き起こす代表的な疾患である。

---

9 ×回想法とは，過去の懐かしい思い出や楽しかった体験などの記憶を蘇らせ，他者に話してもらうことによって心理的な安定や自己の再評価などをはかる療法である。

10 ×復学の準備は今後必要にはなるが，その前段階として服薬を維持し症状の再燃や再発を防止することが優先されるべきである。

11 ○服薬心理教育では，患者自身の疾患の特徴や服薬の効果と副作用，服薬中断によるデメリットなどに関して，正しい知識を得ることが大切である。

12 ×筋力トレーニングは，今後の精神症状と体力とのバランスを検討しながら徐々に進めていくことが大切であり，退院準備の支援として優先度が高いとはいえない。

Aさん（19歳, 男性, 大学生）は, 実家近くのアパートに1人で暮らしている。ある日, 線路沿いの道を裸足で歩きながら険しい表情でカッターナイフを振り回し, ぶつぶつと独り言を言い続けていたことから警察に保護された。Aさんは, 警察から連絡を受けた両親とともに精神科病院を受診したが「自分は命を狙われている」,「この人たちは自分の親じゃない」と言い, 医療者に対しても拒否的な態度をとっている。診察の結果, Aさんは統合失調症〈schizophrenia〉と診断された。Aさんの頭髪は乱れ, 食事や睡眠がとれていない様子であったため, そのまま医療保護入院をすることになった。

☐ 入院当日にAさんの両親から情報収集する内容として, 優先度が高いのはどれか。105-P112
1 Aさんの大学の出席状況
2 両親がAさんと同居する可能性
3 Aさんの子ども時代の両親の育て方
4 Aさんの入院に対する両親の受け止め方

☐ Aさんの入院後2週が経過した。Aさんの母親が疲れた表情で「Aはまだ誰かに殺されるのではないかと怖がっています。Aはなぜこんな病気になったのでしょうか。親としてどのようにAに接したらよいか分かりません」と担当の看護師に相談してきた。
この時点でAさんの両親に勧めるのはどれか。105-P113
5 毎日の面会
6 家族心理教育
7 Aさんとの同伴での外出
8 共同生活援助〈グループホーム〉の見学

☐ 入院後2か月が経過し, 主治医からは退院の話も出始めた。Aさんは入院をきっかけに大学を休学している。Aさんの両親が「Aは学業の遅れを心配して, 退院後すぐに復学したいと言っています。Aはすぐに復学できるのでしょうか」と相談してきた。
看護師の説明として適切なのはどれか。105-P114
9 「復学の時期を大学に判断してもらいましょう」
10 「復学できる状態になるまで退院を延期しましょう」
11 「ご両親からAさんに焦らないよう説得してください」
12 「まずは家庭での日常生活に慣れることから始めましょう」

解答・解説

1 ×入院前の生活状況を知るために大学の出席状況は情報として必要ではあるが，入院当日の情報収集としては優先度が高いとはいえない。

2 ×入院前に実家近くのアパートで1人暮らしをしていたので，退院後の同居は今後検討する必要があるが，入院当日の情報収集としては優先度が高いとはいえない。

3 ×入院時に患者の子ども時代の両親の育て方を話題にすることは，両親の無用な罪責感を強める可能性が高いので不適切である。

4 ○Aさんにとって非自発的である医療保護入院に対する両親の受けとめ方に関する情報は，今後の有意義な入院治療を継続するうえで優先度の高い重要な情報である。

5 ×疲労感がみられ，Aさんへの接し方に不安をもつ両親に毎日の面会を勧めるのは不適切である。

6 ○母親の疲労感やAさんに対する戸惑いなどがみられるので，家族への有効な心理社会的援助としての家族心理教育が適切である。

7 ×「誰かに殺されるのではないか」という被害妄想をもつAさんと両親が同伴して外出するのは安全面での懸念があり，また，治療効果は期待できない。

8 ×共同生活援助〈グループホーム〉では，障害のある者に共同生活を営む住居や日常生活上の援助を行うが，この時点で見学を勧めるのは時期尚早である。

9 ×Aさんの入院までの経緯や入院後の経過，現在の状況などを知らない大学に判断してもらうのは不適切である。

10 ×復学と退院の時期は連動する課題ではあるが，復学できることと退院は異なる課題として検討すべきである。

11 ×両親からAさんに焦らないように説得するのではなく，患者・家族・医療者の三者で検討していくことが適切である。

12 ○入院前に1人で暮らし，食事や睡眠もとれていなかった状況があったことを考えると，退院後は基本的な日常生活の確立が優先されるべきであるので適切である。

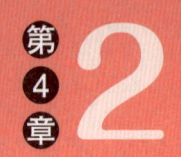

第4章 2 気分〈感情〉障害
mood 〈affective〉 disorder

> **学習の要点**
> 「うつ病性障害」と「双極性気分障害」の相違点に注意しましょう。同じ患者であっても，うつ病相と躁病相では，関わり方のポイントや治療方法が異なってきます。

病態・症状

　気分〈感情〉障害は，躁うつ病，気分循環症，気分変調症などの気分の変化を特徴とした精神障害の総称で，感情障害ともいう。基本の症状は，感情，思考，意欲などの面であらわれるが，それぞれの症状は心理状態の質的な変化ではなく，おおむね共感や了解できる量的な変化ということができる。具体的には，①うつ病の病相だけが単独あるいは反復してあらわれる「うつ病性障害」，②うつ病相と躁病相（躁病の病像を示す時期）が交互にまたは混在してあらわれる「双極性気分障害」に分けられる。初老期に発病するものを初老期〈退行期〉うつ病，あるいは老年期に発病するものを老年期うつ病と呼ぶこともあり，認知症状態に見誤られることがある。また，子どもにもうつ病が存在するという指摘もある。成人のうつ病に比べて強い不安を伴う焦燥感が前面に出る場合が多く，成人と同様に希死念慮がみられることもある。

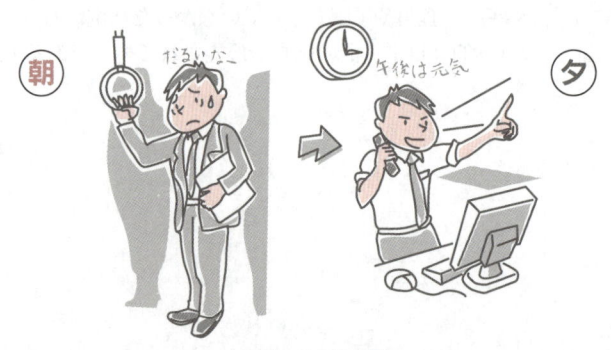

うつ病の日内変動

うつ病性障害の精神症状は，抑うつ気分，意欲・気力の減退，思考行動の抑制などがみられる。気分が沈み悲哀感が強い抑うつ気分や，行動することがおっくうになる意欲の抑制が特徴である。また，気分の日内変動があり，朝，目覚めたときは抑うつ気分や不安が最もひどく，昼から夕方にかけては気持ちが楽になるのも特徴である。うつ状態の患者の表情は暗く，姿勢は前かがみで元気がないようにみえることが多い。話し方や姿勢，表情などに抑うつ状態が反映される。身体症状としては，食欲低下，性欲低下，体重減少，頭痛，睡眠障害，便秘などがみられ，精神症状に身体症状が伴うことが特徴である。また，過去のことにこだわり，自信を失って無気力や無能力になったと感じることもある。自責感や罪悪感をもちやすく，焦燥感や苦悶感，身体的愁訴，思考力や集中力の低下を訴えることがある。意欲の抑制がかなり強くなれば，うつ病性昏迷の状態になることもある。心理的な誘因がなくても発病することもあるが，日常生活上の変化をきっかけに発病することがある。例えば，引越しが契機になる「引越しうつ病」，会社での昇進が契機になる「昇進うつ病」である。親しい人との離別がきっかけになることもある。それ以外には，自分の行為や考え方に罪があると感じて自分を責める罪業妄想，自宅が貧しくなったり，会社が自分のせいで倒産するなど事実に反して確信してしまう貧困妄想がみられることもある。

双極性気分障害は，うつ病相か躁病相のどちらかで始まり，その後反対の病相が展開する。ただし，躁状態とうつ状態の病相が規則的に繰り返されるとは限らない。躁病相では，多弁で落ち着かず高揚した気分や自信過剰が目立つ。活動は意欲的で活発であるが，怒りっぽくなったり攻撃的になって他人への過干渉や興奮のためにトラブルが発生することもある。睡眠時間が減少しても苦痛を感じないままに活発に過ごすことがみられる。また，考えが次々と浮かんだり思考にまとまりがなくなったり，発言の内容が誇大的になることがある。行動面では，金銭の浪費や性欲亢進，逸脱行動，計画性のない行動などが目立つ。

うつ病相　躁病相

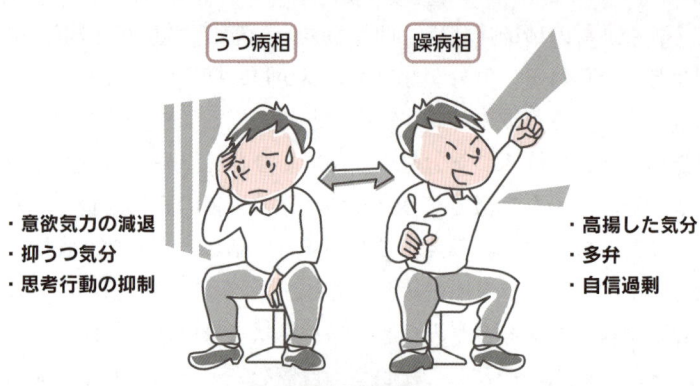

・意欲気力の減退
・抑うつ気分
・思考行動の抑制

・高揚した気分
・多弁
・自信過剰

双極性気分障害

検査・診断

　臨床検査で特に役立つものはなく，患者の過去の出来事や現在の言動を確認することが重要になる。過去の日常生活上の変化や行動面でのようすなどが手がかりになる。また，うつ病相または躁病相の既往があればそれが診断に役立つ。

　操作的診断基準では，国際疾病分類〈ICD-10〉や精神疾患の診断・統計マニュアル〈DSM-5〉が用いられる。ICD-10による症状評価項目としては，うつ病相では抑うつ気分，興味と喜びの喪失，易疲労感の増大と活動性の減少など，躁病相では気分の高揚，気力の活動性の亢進，著しい健康感と心身両面の好調感などがあげられる。

治療

　うつ病の治療では抗うつ薬を用いた薬物療法が中心になる。抗不安薬には，三環系抗うつ薬，四環系抗うつ薬，ベンザミド，SSRI〈選択的セロトニン再取り込み阻害薬〉，SNRI〈セロトニン・ノルアドレナリン再取り込み阻害薬〉などがある。気分の高揚や食欲の亢進を図ることや，不安・焦燥の鎮静などが主な作用である。

　躁病の治療では抗精神病薬を用いた薬物療法が中心になる。気分安定薬として炭酸リチウム，カルバマゼピンがある。炭酸リチウムには抗躁効果，

抗うつ効果，躁うつ病相予防効果があるといわれる。カルバマゼピンは抗躁効果，躁うつ病相予防効果があり，情動安定作用があるといわれる。

看　護

　うつ病相の看護に関しては，急性期では食事，睡眠，活動，安全を保つ能力の低下が生じるために**身体管理や休養を取ること**が重要になる。抗うつ薬の副作用では便秘，排尿困難などが出現する可能性があるので，その観察も大切である。急性期では，罪業妄想などのために自殺企図や自傷行為がみられることがある。**自殺防止**のためには危険物の管理などを行い安全を確保することが重要である。患者に接するときは穏やかな調子で話しかけることが大切である。過剰な激励や叱責は，そのためにますます症状が悪化する可能性があるので注意が必要である。また，急性期の段階から必ず回復することを患者に伝え続けることが重要である。

　躁病相の看護に関しては，日常生活を観察し**感情が安定する方法**を考慮することが大切である。そのためには周囲からの**刺激を遮断**し，個室や1人になれる**安全な環境**を設定することもある。具体的な看護のポイントとしては，**簡潔明瞭な言葉**で伝えること，**不安や怒りなどの感情を表出させ**それらの感情を和らげること，現実を繰り返し提示することにより**現実感**がもてるようにすることなどがあげられる。患者に接するときは，看護師自身が刺激になることに注意する必要がある。また，毎日の患者のスケジュールを作成し，睡眠，休息，活動の適切なバランスを回復し維持すること，自分の疾患について適切な知識をもつこと，自己コントロールを高めることなども大切である。

気分〈感情〉障害

既出問題チェック　一般問題

☐ 希死念慮を訴えて入院したうつ病患者。1週が経過し，行動抑制は改善され始め，活動も活発化してきた。
最も注意すべきことはどれか。95-A141
1 食事の量
2 睡眠の質
3 言動の変化
4 服薬の状況

解答・解説

1 ×
2 ×
3 ○
4 ×

行動抑制が改善され活動が活発化する時期には，抗うつ薬による躁転の可能性があるので言動の変化に注意すべきである。

〈補足〉うつ病では感情，意欲，行動，思考の面での障害が出現し，特に自殺〈希死〉念慮の有無に注意する必要がある。うつ病患者の自殺は気分変動が激しい病初期と回復期に多くみられ，極期では精神運動制止が強いために行動に移すことが困難であるといわれる。特に回復期は，退院後の生活（復学，復職，家庭内の問題など）に負担を感じることがあることと，周囲が油断しやすいこともあるため慎重に構える必要がある。

☐ 躁状態の患者にみられる特徴的な訴えはどれか。95-A145
1 考えが進まない。
2 考えが外から吹き込まれる。
3 考えが抜き取られる。
4 考えが次々と浮かぶ。

解答・解説

1 ×
2 ×
3 ×
4 ○

躁状態の患者は，思考内容は誇大的で抑制の利かない思考の流れが特徴である。そのため，考えが次々と浮かぶという特徴的な訴えを示す。

☐ 躁状態でよくみられる症状はどれか。**2つ選べ**。99-P88
1 誇大妄想
2 罪業妄想
3 観念奔逸
4 予期不安
5 行動制止

解答・解説

1 ○
2 ×
3 ○
4 ×
5 ×

誇大妄想とは，自分の価値や存在が過大なものと思い込むことを指す。代表的なものに高貴な一族や有名人とのつながりがあるとする血統妄想がある。観念奔逸とは，話題が次々と結びつき，それらがずっと連鎖してつながっていくような状態を指す。両者とも躁状態のときにしばしばみられる。

☐ 入院中のうつ病患者が「この病棟の患者が落ち着かないのは，すべて私のせいです。私は皆に迷惑をかけている悪い人間です」と訴えている。
患者にみられる症状はどれか。98-P83
1 関係妄想
2 罪業妄想
3 妄想気分
4 注察妄想
5 心気妄想

解答・解説

1 ×
2 ○
3 ×
4 ×
5 ×

罪業妄想とは，取るに足らないことを過大に考えてしまい，自分は重大な罪を犯したと思い込むことをいう。

第4章 精神科治療と看護

2 気分〈感情〉障害 81

□ 老人のうつ病の特徴はどれか。**2つ選べ**。87-A116
1 心気症状
2 焦燥感
3 意識混濁
4 作　話

解答・解説
1 ○ ┐ 初老期・老年期のうつ病は症状が多彩で非定型的である。不安・焦燥が目立
2 ○ ┘ ち，身体症状を訴えやすい。
3 × 老年期のうつ病では意識の清明度が低下する意識混濁〈意識の曇り〉が出現することがあるが，一般的な特徴であるとは言い難い。
4 × 作話は老年認知症や頭部外傷後遺症などでみられ，体験してないことを実際にあったことのように話すことである。

□ 高齢者のうつ病〈depression〉の説明で正しいのはどれか。103-A58
1 電気けいれん療法は行わない。
2 認知症との区別はつきやすい。
3 三環系抗うつ薬を第一選択薬とする。
4 若年者と比べて身体症状の訴えが多い。

解答・解説
1 × 高齢者でも薬物療法のみでは難治性のもの，服薬が困難なもの，栄養低下などが急速に進行するものに電気けいれん療法が行われる。
2 × 仮性認知症と呼ばれるように，うつの症状が認知症に類似していたり，認知症の病初期にうつがみられたりするので，認知症との区別は難しい。
3 × 三環系抗うつ薬は副作用が出やすいため，高齢者では選択的セロトニン再取り込み阻害薬〈SSRI〉が第一選択薬となる。
4 ○ 高齢者では若年者と比べて頭痛，易疲労感，ふらつき，胃腸障害，動悸，睡眠障害などの不定愁訴を訴える。また，高齢者のうつ状態では自殺企図には十分に注意する必要がある。

☑ 電気けいれん療法の適応となるのはどれか。96-A145
1 うつ病
2 悪性症候群
3 見当識障害
4 パーキンソン症候群

解答・解説

1 ○
2 ×
3 ×
4 ×

電気けいれん療法は難治性のうつ病や，身体合併症のために薬物療法が行えないとき，また自殺〈希死〉念慮が強く早急に改善を図りたいうつ病や統合失調症などがその適応である。

☑ うつ病で入院している患者が「自分は重大な過ちで皆に迷惑をかけてしまいました。死んでおわびします」という妄想を訴えた。
この患者にみられるのはどれか。105-A78
1 罪業妄想
2 心気妄想
3 追跡妄想
4 被毒妄想
5 貧困妄想

解答・解説

1 ○「重大な過ちで皆に迷惑をかけた」「死んでおわび」という発言から，強い罪の意識や自責の念にとらわれた罪業妄想と考えられる。
2 ×心気妄想は，自分が深刻で重大な病気にかかり，治る見込みはないと絶望的になる妄想である。
3 ×追跡妄想は，実際には存在しない何者かに追われている，あるいは探られていると考える妄想である。
4 ×被毒妄想は，食べ物や飲み物の中に毒が入れられていると考える妄想である。
5 ×貧困妄想は，実際は貯金などがあるにも関わらず，自分の財力を過小評価し，経済的に困窮したと考える妄想である。

気分〈感情〉障害

既出問題チェック　状況設定問題

Aさん（32歳，男性，会社員）は，2年前にうつ病（depression）による入院歴がある。Aさんは仕事中に「新しい営業戦略を考えついた」と上司に大声でまとまりのない話を続け，止めようとすると激怒するようになった。会社から連絡を受けたAさんの両親に付き添われて精神科を受診したところ，Aさんは双極性障害（bipolar disorder）と診断され入院した。

☐ Aさんは常に動き回り，次々と他の患者に一方的に話しかけている。看護師が止めようとすると，Aさんは「自分は営業職なんだから，人と話すのは得意なんだ。邪魔しないでほしい」と強い語調で言い返してくる。
看護師の対応で優先されるのはどれか。103-P109
1 家族に付き添いを依頼する。
2 Aさんを静かな場所へ誘導する。
3 Aさんに病気に関する説明をする。
4 納得できるまで看護師に話すよう促す。

☐ 入院後3日が経過した。Aさんは自分の病室にいることはほとんどなく，自宅や会社に頻繁に電話したり，デイルームでノートに書き続けるなど，いつも忙しそうに過ごしている。食事の時間も落ち着かず，摂取量は毎食1/3から1/4程度である。
看護師の対応で適切なのはどれか。103-P110
5 Aさんの食事を介助する。
6 Aさんが栄養指導を受けられるよう調整する。
7 Aさんに食事の摂取量が不足している事実を伝える。
8 Aさんが自分から食事をしたい気持ちになるのを待つ。

☐ 入院後1週間が経過し，Aさんの食事摂取量は増えたが，他の患者への過度な干渉や，自宅への頻繁な電話は続いている。Aさんは「以前は仕事をしすぎて疲れただけで病気ではない。今すぐ退院して仕事に戻りたい」と話しているが，主治医は退院を許可していない。
看護師の対応で適切なのはどれか。103-P111
9 Aさんの上司に配置転換を相談する。
10 Aさんに入院前の言動の問題点を指摘する。
11 Aさんの両親に入院の継続を説得してもらう。
12 Aさんと現時点で可能なことや困難なことを確認する。

解答・解説

1 ×躁状態では周囲を振り回し疲弊させるため，家族の心身の状態も理解する必要がある。
2 ○躁状態では，些細なことでほかの患者とトラブルを起こしやすく，睡眠や食事もとらないほど活動性が亢進する。静かな環境を提供して休養させ，刺激を少なくすることが重要である。
3 ×躁状態で自らの言動を症状としては理解せず，易怒的であることから，優先的な介入とはいえない。
4 ×他者の介入を受けて自分をコントロールできる状態ではないので，看護師の働きかけが刺激となる可能性も考えられる。

5 ×身体機能が低下しているわけではないので，食事介助は不要である。
6 ×意欲の亢進による食事摂取量の低下であり，知識不足などが原因で食事摂取量が低下しているわけではないので，栄養指導を受ける調整は適切ではない。
7 ○看護者が気づいた事実を伝えることは，患者の刺激にならず，患者の認知に働きかける，効果的介入といえる。
8 ×患者自身は体調がよいと認識している場合もあり，患者自身の気持ちを待つのは不適切である。

9 ×病棟看護師の役割は患者のセルフケア支援であり，職場の上司への対応は不適切である。
10 ×易刺激性や病識のなさを踏まえると，問題点を指摘しても患者を刺激するだけである。
11 ×患者が自覚のないまま患者自身のことを他者（両親と医療者）が決めたり，理解を得られないまま説得することは治療的でない。
12 ○患者自身が困難なことや可能なことを看護師とともに振り返り表出させることは，認知行動的介入であり，双極性障害の治療の基本である。

Aさん（52歳，女性，専業主婦）は，夫と2人の息子との4人で暮らしている。Aさんは内向的な性格であり，順番にまわってきた町内会の役員を引き受けたことで悩むことが多くなった。2か月前から食欲不振と不眠が続いている。1か月前から家事ができなくなり，死んでしまいたいと言い始めたため，夫が付き添って精神科を受診したところ，うつ病(depression)と診断された。

☐ Aさんは「いつも体がだるくて，何もしたくない。生きていても皆に迷惑がかかるだけだ」と話す。体重減少と長期間続く不眠のため，疲れ果てた様子をみせていることから，その日のうちに入院し，薬物治療が開始された。
入院当日の観察項目で優先度が高いのはどれか。104-P109
1 清潔状態
2 水分摂取量
3 意識レベル
4 他者との交流状況

☐ 入院後1か月。Aさんは「私は役に立たない人間です。昔から妻や母親としての役割を果たせていませんでした」と発言している。食事は3分の2を摂取できるようになり，夜間も眠れていることから，主治医は認知療法への参加を勧めた。
この時点の認知療法で修正するのはどれか。104-P110
5 内向的な性格
6 低下した意欲
7 Aさんと息子との親子関係
8 自分は役に立たない人間だという考え方

☐ 入院後2か月。Aさんと夫は主治医と面接し，Aさんは2週後に自宅への退院を目指すことになった。それ以来，Aさんは積極的に病院から自宅への外出を繰り返すようになったが，夕方に外出から戻ってくるとすぐにベッドに入り臥床していることが多くなった。
うつ病(depression)の回復期にあるAさんについて情報収集する項目で優先度が高いのはどれか。104-P111
9 希死念慮の確認
10 外出時の食事内容
11 外出時の服薬状況
12 Aさんの家庭の経済状況

解答・解説

1 ×おそらく清潔状態は保つことができていないのではないかと推測されるが，選択肢の中では優先順位は高くない。
2 ○うつ状態では食事だけではなく，水分もとらなくなり脱水症状のリスクも高まる。飲水の促しや，摂取量，排泄，体重，血液データなど全身状態の把握が求められる。
3 ×うつ状態の場合，意識障害は一般的に起こらない。
4 ×他者との交流状況はうつ状態の改善した段階における観察項目として優先度が上がってくるが，入院当日の観察項目としては優先度は低い。

・・

5 ×内向的な性格は認知に影響を与える可能性があるが，認知療法で修正するのは性格ではなく「認知の歪み」である。
6 ×低下した意欲は認知の修正により改善される可能性があるが，認知療法は直接的に作用しない。
7 ×Aさんの自分と息子との親子関係についての認知の修正であれば可能性があるが，実際の親子関係を修正する機能は，認知療法にはない。
8 ○「自分は役に立たない人間だという考え方」は自身に対する歪んだ信念であり，認知療法で焦点をあてる問題である。

・・

9 ○希死念慮の確認は，うつ病の回復期においては最も重視すべき点である。
10 ×外出時の食事の内容は，回復の状況把握のために必要な情報ではあるが，優先度は下がる。
11 ×外出時の服薬状況も退院の準備段階で大切な情報ではあるが，優先度は低い。
12 ×Aさんの家庭の経済状況については，退院準備にあたり必要な情報ではあるが，優先度は低い。

Aさん（23歳，女性）は，未婚で両親と3人で暮らしている。専門学校卒業後に就職し，仕事も順調であった。4か月前，仕事のミスがあったことをきっかけに気分が落ち込み，食欲のない状態が1か月ほど続いたが，通勤は続けていた。Aさんは2か月前から不眠を訴えるようになり，先月からは給料の全額を宝くじの購入に費やしてしまう行為がみられるようになった。Aさんは，心配した両親に付き添われて精神科病院を受診した。

☐ Aさんは，診察室では多弁であった。また，ささいなことで怒り出し，自分は病気ではないと治療を受けることを拒否した。意識は清明で見当識障害はみられなかった。Aさんは双極性障害（bipolar disorder）と診断され医療保護入院をすることになった。
入院時のAさんのアセスメントで正しいのはどれか。105-P109
1 躁状態
2 緘黙状態
3 錯乱状態
4 せん妄状態

☐ 入院後2週が経過した。Aさんの携帯電話は母親が持ち帰っているため，Aさんは職場のことが気になると言って，毎日，病棟内の公衆電話から頻繁に会社の上司に電話をしている。看護師が面接したところ，今後への強い焦りの訴えが聞かれた。
Aさんへの対応で最も適切なのはどれか。105-P110
5 休養の必要性をAさんと再確認する。
6 仕事のことは考えないように伝える。
7 Aさんの上司にAさんの病状と行動との関連を説明する。
8 Aさんのテレホンカードをナースステーションで管理する。

☐ 入院して2か月が経過し，Aさんは服薬による治療で多弁や易怒性などの症状が改善し，落ち着いて過ごせるようになった。Aさんは治療を継続する必要性についても理解している。看護師がAさんと家族への退院指導を行うことになった。
退院指導における説明で最も適切なのはどれか。105-P111
9 「薬の管理は家族が行ってください」
10 「今後も定期的な入院が必要になります」
11 「Aさんの言動の変化に気を付けましょう」
12 「服薬していれば再発することはありません」

解答・解説

1. ○2か月前からの不眠，先月から給料を全額宝くじの購入に費やすなどのエピソードと，診察時の多弁，易怒性，病識のなさなど，気分の高揚と活動性の増加により，躁状態であることがわかる。
2. ×緘黙は意識があるにも関わらず，まったく発語がみられない状態である。
3. ×錯乱状態では，思考の内容などが障害される思考障害が主に生じ，意識の障害はある場合とない場合がある。意識が清明で見当識障害もみられないのではあてはまらない。
4. ×せん妄は意識混濁に錯覚や幻覚などの認知機能の変化や，精神運動興奮が加わったものである。

5. ○患者自身に必要なことや課題を看護師とともに振り返り検討することは，認知行動的介入であり，双極性障害の治療の基本である。
6. ×患者自身は躁状態であり，職場に関する重要な判断を行うことは困難であり，強い焦りのあるAさんに考えないように伝えるのは不適切である。
7. ×病棟看護師の役割は患者のセルフケア支援であり，Aさんの上司への対応は不適切である。
8. ×患者の意志に反してテレホンカードを取り上げることは，自らの言動を症状としては理解していない易怒的な患者を刺激する。

9. ×Aさん自身が治療継続の必要性を理解しているので，薬を家族管理にする必要はない。
10. ×治療の継続や生活調整など，患者や家族の取り組みにより，必ずしも入院の必要はない。
11. ○再発のサインに早期に気づくことが再発や再入院の予防のために重要であり，患者自身と家族が変化に気づくことが重要である。
12. ×不規則な生活習慣や飲酒習慣などは，再発のリスクを高めるだけでなく特発的な自殺のリスクを増大させる。

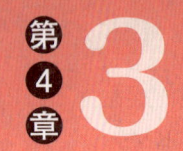

第4章 3 神経症性障害
neurotic disorder

> **学習の要点**
> 神経症性障害に共通するのは「恐怖」です。「恐怖」の種類，出現する場面，症状などの特徴をおさえ，適切な心理的距離を保ちながら受容的に接することがポイントです。

恐怖症〈phobia〉

●病態・症状

　現実的には危険や恐怖ではない対象や生活の状況などに対しても強い恐怖を感じて，それを避けようとする神経症性障害の一種。その不安は軽いものから極度の恐怖までさまざまであり，強迫的な要素をもつことが多いといわれる。危険や脅威がそれほど強いものではないにも関わらず，その対象や場面に対しておそれを抱いて避けようとする。そして，その恐怖を回避できないと感じたときには不安が生じ，場合によってはパニックになることもある。

　具体的な恐怖症としては，広場恐怖症や閉所恐怖症，対人恐怖症などがある。広場恐怖症は，公共の広場や人ごみなどで恐怖を感じたり，1人で外出することへの恐怖がある。閉所恐怖症では，閉じ込められた状況に関する恐怖で，バスや電車に乗れなくなる。対人恐怖症では対人緊張が著しく，自分が他人に不快な印象を与えたり，迷惑をかけていると確信し，他者と会うこと，会話をすること，一緒に食事をすることなどによって強い恐怖が生じる。

●検査・診断

　神経症性障害全体の検査・診断として，まとめる。

　脳波検査や画像検査のCT〈computed tomography〉，MRI〈magnetic resonance imaging〉などが直接的に神経症の診断に役立つことはない。心理検査（性格検査）が精神医学的診断の補助として用いられることはある。なかでも，CMI〈コーネルメディカルインデックス〉は神経症性障害傾向のスクリーニングとして使用されることがある。

診断に関しては，精神神経症状の原因となる身体所見が見出されないことと，統合失調症，てんかん，人格障害，気分障害などの疾患を除外することが重要である。なぜなら他の疾患でも神経症性障害と同様に強迫症状や心気症状などがみられることがあるからである。また，患者の**素質**や**生活史**(特に**心因となる出来事**)から神経症が生じたプロセスを明らかにしていくことが大切である。

● 治療・看護

　恐怖症の治療には，**薬物療法**と**精神療法**がある。不安に焦点をあてる場合の薬物療法は抗不安薬を用いるのが原則である。

　看護に関しては，患者のもつ主観的な恐怖や不安に対する**受容および共感的態度**が基本になる。患者に安心感と安全を保証する看護が求められる。

不安神経症・パニック障害 〈anxiety neurosis・panic disorder〉

● 病態・症状

　突然に動悸やめまい，呼吸困難，胸部不快感，窒息感などが出現し，不安が前面に出てくる神経症性障害の一種である。この場合の不安とは，明確な対象をもたないおそれである。人間の存在感が脅かされるときに不安が生じるともいわれる。不安は，胸内苦悶や動悸，呼吸促進，頻尿，めまいなどを伴う。不安神経症には慢性の場合と急性のパニック発作がある。**パニック発作**では呼吸困難，動悸，胸内苦悶，激しい不安感などが出現し，その発作の出現頻度や持続時間には個人差がある。発作は突発的に起こったり，持続したりする。また，本人の意識が不安のきっかけとなった通常の日常動作にとらわれると，その動作が発作を誘発することもある。また，いったんその発作が治まってもさらに反復して出現するのではないかという予期不安のために，外に出られなくなったり，交通機関に乗れなくなったりして日常の生活に支障をきたすことがある。

● 治療・看護

　原則的には恐怖症の場合と同じである。患者の不安の訴えやパニック時の症状に**看護師が心理的に巻き込まれ**，それにより患者の不安を助長することがあるので注意する必要がある。看護師が落ち着いた態度で，患者の肯定的な側面を評価しながら支えていくことが大切である。

図中ラベル:
- 激しい不安
- めまい
- 呼吸困難・窒息感
- 動悸
- 嘔気
- 胸内苦悶
- 発汗
- ふるえ

パニック障害

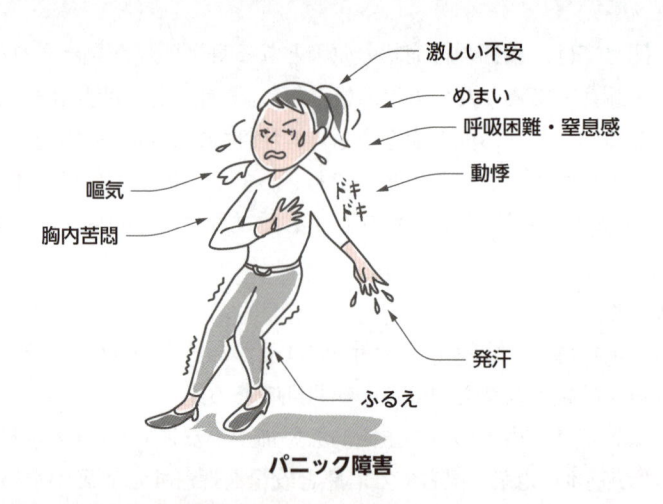

強迫性障害 〈obsessive-compulsive disorder〉

● 病態・症状

　強迫性障害は強迫症状を主な症状とする神経症性障害で，青年期に発症することが多いといわれる。**強迫症状**には，日常生活の中の行動を繰り返して確認したり，手洗いなどを繰り返し行う強迫行為がみられる。例えば，外出時に何度も自宅の鍵やガスの元栓を確認する行為がみられる。患者はそれが無意味であると自覚しながらもやめることができない。その行為を抑えようと努力すればするほど不安が強くなる。また，歩くときに定められた場所や位置でないと曲がることができなかったり，寝る前の歯磨きやトイレなどの行動を本人が決めた順番で儀式的に反復する**強迫儀式**がみられることもある。このように，日常生活の特定の行為にこだわり，強迫症状として固定化すると，家庭内の生活や社会的活動にもさまざまな障害が出てくる。

● 治療・看護

　強迫性障害の治療には，薬物療法と精神療法がある。

　看護に関しては，患者の不安や精神的葛藤，自分でもわかっていながらやめることのできない苦痛に対して**受容的に接すること**が基本になる。看護師が通常の常識的な考え方に基づいて，強迫行為をやめさせようとするのは避けなければならない。社会一般の常識的な論理や説得で対応すると，患者はますます不安や葛藤を強めていく可能性が高いからである。円滑な社会

生活が営めるように，強迫行為以外の趣味やレクリエーション活動などに関心を向けさせていくことが大切である。

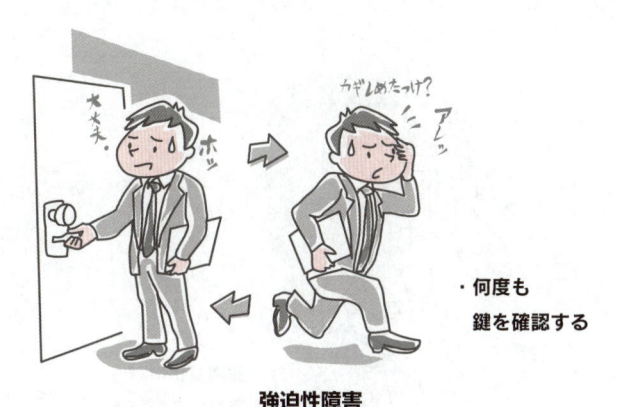

・何度も鍵を確認する

強迫性障害

心気障害〈hypochondriacal disorder〉

●病態・症状

　心気症が前面に出現する神経症のことをいう。心気症とは，自分の心身の健康問題や身体の変化や体調に過度のこだわりをもち，自分が重い病気にかかってしまったのではないかとおびえる状態のことをいう。自分の心身の異常に注意が集中しやすく，それに意識が固着する傾向がみられる。診察やさまざまな検査結果により器質的な原因が見出せないにも関わらず，それで安心することなく不安を抱える。患者によっては，自分が癌やエイズであると訴え，その根拠を患者独自の解釈で説明する場合がある。本人の訴える自覚症状はさまざまで，不眠，頭痛，肩こり，しびれ，倦怠感などが多くみられる。周囲の者には患者が甘えているようにみえたり，大げさに表現しているとか，あえて症状をねつ造していると受け取られることがある。

●治療・看護

　治療に関しては薬物療法と精神療法が中心に行われる。

　看護に関しては，患者の訴えが疾患によるものであると受けとめることが基本になる。いつも同じ症状ばかりを話してくるとか，この前も看護師が説明したのにわかってもらえないなどと患者の訴えを軽視することは，患者

の信頼感を失わせることになる。患者の日常的な関心を症状以外の趣味などに向けさせていくことが大切である。患者の特性や状況に応じて，レクリエーション活動や散歩などの**気分転換の場を提供**することが大切である。

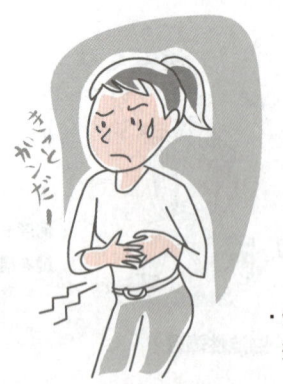

・体調変化に過度にこだわる

心気障害

解離性〈転換性〉障害 〈dissociative (conversion) disorder〉

●病態・症状

解離性障害は，**転換ヒステリー**と**解離ヒステリー**に分類されることがある。転換ヒステリーは心理的な葛藤が身体的な症状に転換されるもので，解離ヒステリーは本人の意識の中のある部分が解離して別人格になるというものである。感情が未熟で変わりやすい，自己顕示的，自己中心的であるなどの特徴がある。大げさに訴えたり泣いたりするような演技的な行為や，人の目を引きつけるために甘えたりうそをついたり，ときには自傷行為や狂言自殺を図ることもある。本人の欲求や願望が抑圧され日常の環境に適応できなくなったときの自己防衛の1つとして，病気に逃避していると解釈することもできる。身体症状には，**知覚障害**（視野狭窄や感覚麻痺，難聴など），**運動障害**（自ら立てなくなる失立，歩けなくなる失歩，声が出せなくなる失声，けいれん発作など），**自律神経関連症状**（心悸亢進，呼吸困難，嘔吐など）がみられる。

●治療・看護

治療に関しては薬物療法と精神療法が行われる。

看護に関しては，患者の症状に理解を示す態度を維持しながら，**適切な心理的距離を保つこと**が大切である。患者の訴えは，看護師が多忙なときや人手が足りないときにみられることがあり，あたかも看護師の態度や対応を試しているかのようにみえる。看護師の不適切な対応に対しては，症状が増幅したり，反抗的または攻撃的な態度になることもあるので注意する必要がある。

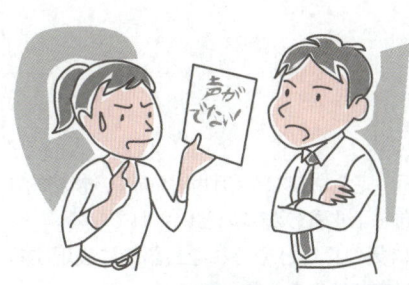

・心理的葛藤が身体的な症状に転換されている

転換ヒステリー（失声）

神経症性障害

既出問題チェック　一般問題

☐ 強迫神経症について正しいのはどれか。86-A107
1 几帳面な性格の人が多い。
2 失感情症を伴う。
3 壮年期から増加する。
4 自然治癒が多い。

解答・解説

1 ○一般に，理想主義，几帳面，完全主義などの性格傾向や，情緒的な未熟，わがまま，協調性欠如などの傾向を示すものが多いといわれている。
2 ×失感情症とは自分の感情に気づくことやそれを言語的に表現することが制約された状態であり，強迫神経症ではみられない。
3 ×思春期から青年期にかけて発病することが多い。
4 ×治療には薬物療法と精神療法，その両者を組み合わせたものとがあるが，強迫神経症の多くが自然治癒するとは考えにくい。

☐ 解離性〈転換性〉障害で**みられない**症状はどれか。（改変）87-A95
1 欠神発作
2 視力障害
3 偽認知症
4 運動障害

解答・解説

1 ×欠神発作は，てんかんでみられる短時間の発作であり，突然の意識障害である。
2 ○
3 ○ 解離性〈転換性〉障害では，視力障害（視野狭窄，ヒステリー性盲）やあたかも認知症があるかのように振舞う仮性認知症・偽認知症，運動麻痺・運動障
4 ○ 害，知覚麻痺がみられる。それ以外にはもうろう状態，けいれん発作，失立失歩，発声困難，多重人格などがみられる。それらの症状は器質的な根拠がなく，派手で誇張的または演技的な態度でみられることが多い。

☐ 20代の女性。交通事故に遭って2か月経過したが，事故の夢を見たり，事故の様子が突然よみがえり怖くて仕事が手につかないと訴えて受診した。
この障害はどれか。95-A142
1 人格（パーソナリティ）障害
2 感情障害
3 心的外傷後ストレス障害
4 全般性不安障害

解答・解説

1 ×
2 ×
3 ○
4 ×

交通事故に遭ったあとに，その出来事が突然かつ非常に鮮明に思い出されたりするのは心的外傷後ストレス障害（post-traumatic stress disorder：PTSD）によるフラッシュバック現象である。心的外傷後ストレス障害の発症は，おおむね外傷的出来事から1か月以後で6か月以内である。

☐ パニック発作でみられるのはどれか。97-A143
1 便　秘
2 強い怒り
3 強い予期不安
4 間代性けいれん

解答・解説

1 ×
2 ×
3 ○
4 ×

「またああいう激しい症状にみまわれるのではないか」という強い恐怖感である予期不安が，パニック障害の大きな特徴である。

神経症性障害

既出問題チェック　状況設定問題

Aさん（23歳，女性）は，大学受験に失敗して以来，自宅に引きこもりがちになった。母親は，Aさんについて「中学時代までは成績優秀で，手のかからない，おとなしい子どもだった」と言っている。両親と妹との4人で暮らしている。1年前から手洗いを繰り返すようになり，最近では夜中も起き出して手を洗い，手の皮がむけてもやめなくなった。心配した母親が付き添って受診したところ，強迫性障害と診断された。Aさんには極度に疲労している様子がみられたことから，本人の同意を得て，その日のうちに任意入院となった。
obsessive-compulsive disorder

☐ 入院後，Aさんとの話し合いで1日の手洗いの回数を決めたが，毎日その回数を超えて手洗いを続けており，看護師が確認するといつも洗面所にいる。
Aさんが決めた回数を超えて洗面所で手洗いを続けているときの看護師の対応で適切なのはどれか。102-P97
1 決めた手洗い回数を増やす。
2 回数制限を守れない理由を問う。
3 洗面所から離れるように誘導する。
4 病棟は清潔であることを説明する。

☐ Aさんは，食事の時間以外は他の患者との接触を避け，病室で1人で過ごしている。妹が大学受験を控えていることもあり，母親は毎日面会に来ることはできない。母親が来ない日には，Aさんは自宅に面会の催促の電話をかけては口論している。Aさんとの関わりに心身ともに疲れ果てた母親が看護師に相談してきた。
母親への対応として適切なのはどれか。102-P98
5 毎日の面会を勧める。
6 Aさんの苦悩を代弁する。
7 Aさんからの自宅への電話を制限することを約束する。
8 看護師が同席してAさんと母親とが話し合うことを提案する。

☐ 入院後1か月が経過した。Aさんはカーテンを閉め切って1人で過ごしていることが多いが，薬物療法や認知行動療法による効果が認められ，手洗い行為はほとんどみられなくなった。主治医，Aさん及び家族で話し合った結果，1か月後の退院を目指すことになった。
退院するまでの期間に参加を勧めるプログラムとして適切なのはどれか。**2つ選べ**。102-P99
9 回想法
10 森田療法
11 就労移行支援
12 家族心理教育
13 生活技能訓練〈SST〉

解答・解説

1 ×Aさんと話し合って回数を決めたのは，Aさんの自立心や自尊感情を重視して行ったわけであるから，看護師が安易に手洗い回数を増やすことは不適切である。

2 ×決められた回数制限を守れない理由を問うのではなく，その行為が不合理であるとわかって行っている患者の葛藤などの精神的な面を話題にするべきである。

3 ○洗面所から離れて，ほかの日常的で一般的な行動や，気分転換をはかることのできるゲーム，スポーツ，創作活動などに誘導すべきである。

4 ×強迫行為をやめられない理由は，自分にとって怖いことが起こるのではないかという不安や不快感などに由来するのであるから，病棟が清潔であるという説明は的外れである。

5 ×心身ともに疲れ果てている母親に毎日の面会を勧めるのは，母親の負担を増やし，患者と家族の関係性を悪化させる可能性が高い。

6 ×苦悩を代弁するだけの対応ではなく，家族の状況も念頭に置いた対応が必要である。

7 ×自宅への電話を制限するのも一案ではあるが，それだけでは疲れ果てた母親の相談に応えることにはならないので不適切である。

8 ○母親が看護師に相談してきた経緯や，母親とAさんの双方のニーズや主張などを整理し，気持ちや言い分の食い違いが明らかになるように話し合うことが大切である。

9 ×回想法は主に高齢者を対象とするものであり，個人史や思い出を共感的な態度で聴くことにより，当事者が過去の未解決の課題をとらえなおすなどの効果が得られる。

10 ×森田療法は神経症に特化した精神療法であり，薬物療法や認知行動療法による効果が認められたAさんには不適切なプログラムである。

11 ×就労移行支援は，企業などへの就労を希望する者などを対象としており，1か月後に退院を予定しているAさんには時期尚早である。

12 ○家族心理教育では精神障害の特徴とそれに関連する患者への対処法，薬物治療などの治療方法，活用できる社会資源などに関する情報を提供する。

13 ○入院前から引きこもりがちであるため，対人関係技能の改善を目指して訓練していく生活技能訓練（SST）を活用するのは適切である。

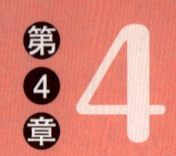

第4章 摂食障害
eating disorder

> **学習の要点**
> 神経性食思〈欲〉不振症と神経性過食症などがあります。ともに食行動の異常ですが，両者の共通点と相違点に注意しましょう。

神経性食思〈欲〉不振症〈anorexia nervosa〉

●病態・症状

　神経性無食欲症，**拒食症**，**神経性やせ症**と呼ばれることもある。体重減少が著明で医学的な管理が必要な状態であるが，肥満に対する恐怖や，やせているにも関わらず自分では太っていると感じる身体像のゆがみが特徴である。やせの持続以外には月経の停止，食行動の異常，活動性の亢進，病識の欠如などがあげられる。主に思春期の女性に多く，太りたくないという感情や，成人に対する嫌悪感をもっていることから食欲不振に至るようである。身体的変化としては，産毛の密生，低体温，低血圧，徐脈，白血球減少，低蛋白血症などがみられ，心臓，腎臓，肝臓などの障害や全身衰弱のために死亡することもある。要因としては，強迫的・完全主義的な性格傾向や，やせていることが美しいとする社会的な風潮，家族的要因があげられる。特に，家族的要因に関しては，家族の過干渉や過保護，両親の不和などが指摘されている。

・身体像のゆがみ

神経性食思〈欲〉不振症

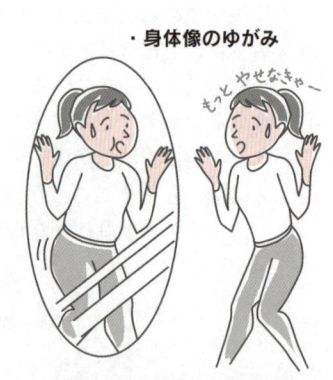

● 検査・診断

　神経性食思〈欲〉不振症の診断に直接的に役立つ検査はない。

　精神疾患の診断・統計マニュアル〈DSM-5〉の診断基準では，A. 必要量と比べてカロリー摂取を制限し，年齢，性別，成長曲線，身体的健康状態に対する有意に低い体重に至ること，B. 有意に低い体重であるにも関わらず，体重増加または肥満になることに対する強い恐怖，または体重増加を妨げる持続した行動，C. 現在の低体重の深刻さに対する認識の持続的欠如などが示されている。

● 治　療

　栄養状態悪化のために生理的機能低下がみられる場合は，**栄養状態改善のための身体管理**や**薬物治療**が行われる。精神的な面に関しては個人精神療法が中心に行われる。その他には**家族療法**，**行動療法**なども行われる。しかし，患者は体重減少ややせに対して無関心であったり，否認したりすることがあり，治療に抵抗する場合がある。

● 看　護

　看護上の援助に関しては，不十分な栄養状態にあるときには，経静脈栄養と経口摂取により栄養やカロリーの摂取量を増やすこと，栄養不良による合併症を防ぐこと，健康的な食習慣を促すことなどが大切である。また，生活していくうえで必要とされる**適応的行動**や**ストレスへの対処行動**を学ぶ機会を与えることが重要になる。

神経性過食症 〈bulimia nervosa〉

● 病態・症状

　神経性大食症と呼ばれることもある。極端な「むちゃ食い」とその後の嘔吐や下剤などの乱用が特徴である。むちゃ食いの時期には食べることを自己コントロールできず，食べ物がある限り食べ続けたり，かくれて食べることもある。体重の増減によって自尊心や自己評価が極端に影響され，食べたあとで自己嫌悪や抑うつ気分が生じ，体重増加を防ぐための自己誘発の嘔吐や下剤乱用などの方法を用いる。過食症と神経性食思〈欲〉不振症が同時に存在する場合もあり，性格特性や発病の要因は共通しているといわれる。患者は感情が変わりやすく，衝動をコントロールすることが困難な場合が多い

といわれる。精神的に不安定で，浪費や盗癖，薬物依存，自傷行為などの問題行動がみられることもある。

●検査・診断

　過食症の診断に直接的に役立つ検査はない。

　精神疾患の診断・統計マニュアル〈DSM-5〉の診断基準によれば，A.（1）ほとんどの人が同様の状況で同様の時間内に食べる量よりも明らかに多い食物を食べる。（2）そのエピソードの間は，食べることを抑制できないという感覚，B.体重の増加を防ぐための反復する不適切な代償行動などが示されている。

●治　療

　神経性食思〈欲〉不振症に準じて，**行動療法**や**抗うつ薬**などの薬物療法が行われる。**個人療法**や**家族療法**，**セルフヘルプグループ**の活動が有効だといわれている。

●看　護

　看護上の援助に関しては，むちゃ食いのパターンを中断させること，下剤なしで正常な便通を維持すること，利尿薬や下剤，ダイエットのための薬物を使わないことなどがあげられる。また，患者の**自尊感情**を高め，**自己受容**を促す関わりが求められる。そのためには，罪責感，不安，怒りなどの言語化を助けること，適切な栄養摂取状態にするための患者の自己コントロールの感覚を増進すること，自分の行動や感情を洞察できるように援助することが重要である。

摂食障害

既出問題チェック　一般問題

☑ 神経性食思不振症について**適切でない**のはどれか。84-A111
1 主に思春期から青年期に発症する。
2 無月経になりやすい。
3 過食を伴うことが多い。
4 活動性が低下する。

解答・解説

1 ○主に思春期から青年期の女性に好発するといわれ，年齢はおおむね30歳以下である。
2 ○診断基準として無月経があげられる。DSM-Ⅳ-TRの診断基準によれば，初潮後の女性の場合，月経周期が連続して3回欠如する場合である。
3 ○具体的には多食，不食，かくれ食いなどの食行動の異常がみられる。
4 ×低体重，低栄養状態であるにも関わらず，ほとんどの患者は活動性が亢進するといわれている。

☑ 思春期やせ症と関連が少ないのはどれか。88-A142
1 ボディイメージの障害
2 やせ願望の流行
3 家族関係の問題
4 やせの原因となる身体疾患

解答・解説

1 ×自分の体（体重，体型など）について事実とは異なる歪んだイメージをもっていることが多い。
2 ×やせていることが社会では高く評価されるという文化的因子が関連している。特に女性に関しては，容姿で判定されているという社会的なメッセージの影響を受けていると考えられる。
3 ×過保護であるとか，柔軟性に乏しいなどの家族関係の問題が指摘されている。
4 ○思春期やせ症は本人にとって安全な体重を維持することへの拒否が根底にある疾患である。

4 摂食障害　103

☐ 19歳の娘のことで外来に母親が相談に訪れた。「料理は得意で家族のために作るのですが，それを食べろと強要するんです。自分は野菜しか食べないのでやせてきて，身長158 cmで体重は40 kgくらいまで減っています」と言った。このほかに母親から優先して収集する情報はどれか。**2つ選べ**。91-A141
1 家族歴
2 親子関係
3 月経周期
4 生活リズム

> **解答・解説**

1 ×家族歴とは，両親，兄弟，子どもなどの家族の疾患などに関する情報である。遺伝的または体質的な疾患についての診断資料とするものである。
2 ○摂食障害の成立には家族内力動が重要な役割を果たし，家族間の心理的な距離の取り方などが関係しているといわれる。
3 ○摂食障害の診断基準では，低体重だけではなく無月経も重要である。
4 ×生活リズムに関する情報も看護実践の際には必要な情報であるが，本事例の設定からは生活リズムの乱れは示唆されてない。

摂食障害

既出問題チェック　状況設定問題

　Aさん（16歳，女子）は，両親と弟と4人で暮らしている。中学生の頃からモデルにあこがれてダイエットを始めた。高校に入ってからは，太ることへの恐怖から食べた後に吐いたり，緩下薬を服用することも多くなった。次第にやせが顕著になり，無月経となった。Aさんの状態を心配した母親に伴われ，心療内科を受診し，医師から入院治療を勧められ，Aさんは入院した。

☐ 入院時，Aさんの身長は162 cm，体重は36 kg。体温35.0℃。血圧90/60 mmHg。脈拍56/分，不整。
　血液検査で最も注意すべきデータはどれか。101-A118
1 尿　酸
2 血清カリウム
3 中性脂肪
4 HbA1c

☐ 入院後，服薬が開始された。体重と摂取エネルギーについては目標値を設定し，体重増加に応じて活動範囲を拡大していくことになった。医師からAさんに治療方針が説明され，行動範囲は病室内とし，食後1時間はベッド上で安静を保つよう伝えられた。入院後7日，Aさんは「太るのが怖くて，また吐いてしまった」と暗い表情で看護師に話した。
　看護師の対応で最も適切なのはどれか。101-A119
5 あまり気にしないよう伝える。
6 本人に目標体重を再度確認する。
7 吐いた分を間食で補うよう提案する。
8 自分から嘔吐について話したことを肯定的に評価する。

☐ 入院後1か月，Aさんの体重は徐々に増加してきたため，食後1時間はベッド上で安静とし，病棟内の歩行が許可された。Aさんは，頻繁に早足で廊下を歩いたり，病室でエアロビクスをしたりしている。入浴には1時間以上かけており，食後1時間の安静時間にはベッド上で腹筋運動をしていることがある。
　この時点における看護師の対応で最も適切なのはどれか。101-A120
9 過活動を見かけたら注意する。
10 医師に行動範囲の再検討を依頼する。
11 Aさんと1日の過ごし方について話し合う。
12 Aさんを看護師が観察しやすい病室に移動させる。

解答・解説

1. ×神経性無食欲症の血液検査で最も注目すべきデータではない。
2. ○血清中のカリウム濃度が低い状態である低カリウム血症がみられることがあるので注意すべきである。
   ＜補足＞体重減少に伴い，肝機能障害や白血球数の減少，貧血，コレステロール異常，低ナトリウム血症，低カリウム血症，ホルモン数値の異常などがみられる。栄養状態の低下や大幅な体重減少に伴い電解質(ナトリウム，カリウムなど)や水分のバランスが乱れ，不整脈が起こりやすくなったり，脱水状態を惹き起こすことなどの危険性がある。
3. ×神経性無食欲症の血液検査で最も注目すべきデータではない。
4. ×神経性無食欲症の血液検査で最も注目すべきデータではない。
5. ×看護師に暗い表情で話した患者の言動に対して，安易に受けとめている印象を与える。
6. ×神経性無食欲症の患者は，体重コントロールに過度に反応することがある。
7. ×患者の言動を十分に確認しないままに看護師側から提案するのは看護師からの押しつけになりかねない。
8. ○患者の内面の葛藤を言語化させることが必須であり，そのためにも肯定的に評価することが重要となる。
9. ×注意するだけでは，看護師からの一方的な批判に終始することになりかねない。
10. ×医師に行動範囲の再検討を依頼することは必要だが，それ以前に患者の言動を観察し，患者の意図や感情などを確認することが必要である。
11. ○患者と看護師の信頼関係を基礎にして，患者の抱える問題や課題に取り組むことが看護の基本となる。
12. ×医療者側から厳重な観察をメッセージとして伝えることになるので注意を要する。

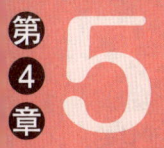

第4章 5 睡眠障害
sleep disorder

> **学習の要点**
> 睡眠障害の原因にはさまざまなものがあります。睡眠障害には不眠だけではなく過眠もあり、ともに睡眠と覚醒のリズムの障害がみられます。

不眠 〈insomnia〉

●病態・症状

不眠は睡眠障害の中で最も頻度が高く、さまざまな原因で起こる。不眠による睡眠障害には、**入眠障害**（入眠困難を訴える場合）、**中途覚醒**（睡眠の途中で何度も目覚める場合）、**早朝覚醒**（朝早く目覚めて困る場合）、**熟眠困難**（夜間熟睡できないと訴える場合）がある。不眠症とは自覚的および他覚的な睡眠障害を含めた総称である。不眠は原因別に次のように分類される。

① **精神疾患**に伴うもの：統合失調症やうつ病、不安障害などの非器質的精神疾患でみられる。うつ病では入眠障害や中途覚醒、早朝覚醒がみられ、気分障害の躁病相では睡眠時間の減少がみられるが、患者は苦痛や不快感を感じることはほとんどない。

② **脳器質性疾患**に伴うもの：血管障害や腫瘍などが原因になる。

③ **身体疾患**に伴うもの：睡眠時無呼吸や痛み・不快を伴う疾患によって不眠が生じるもの。

④ **環境要因**によるもの：騒音や暑さ・寒さなどの物理的な要因によって生じるもの。

⑤ **薬物**によるもの：カフェインやコカインなどの中枢神経系に刺激となる薬物によって生じるもの。

⑥ **その他**：一時的なショックや高揚感、不安感などによって生じるもの。

●検査・診断

検査の手段としては、**睡眠ポリグラフィ**がある。脳波、眼球電図、筋電

図，心電図などの生理学的活動を睡眠中に連続して記録する方法である。

診断は患者の自覚症状と過去の経過の把握，家族などの他者による他覚的な行動に関する情報によって行われる。

● 治　療

まず精神疾患や身体疾患，薬物などの不眠の原因がわかる場合には，それらの改善が優先される。患者の不眠の訴えのみに基づいて睡眠薬を投与することは不適切である。精神疾患の場合は，適切な睡眠薬によって不安や緊張を取り除いて十分な睡眠を確保することが重要である。睡眠薬には，作用が速くて持続時間が短い**入眠薬**，作用はやや遅くて持続時間が比較的長い**熟眠薬**，作用が遅くて持続時間の長い**持続性睡眠薬**がある。

● 看　護

看護上の援助に関しては，**安眠を妨げる刺激や物理的な要因を除去**すること，就床前の日課を考慮し**睡眠時間を規則的**にすること，精神的緊張を取り除き**リラックスした気分**を促すことなどがあげられる。

過眠 〈hypersomnia〉

● 病態・症状

不眠以外の睡眠障害として，**過眠〈睡眠過剰〉**があり，特に昼間の眠気が病的に過剰になるものをいう。**睡眠と覚醒のリズムに障害**がみられ，過眠そのものや過眠によって引き起こされる社会的な不適応が問題になる。過眠では睡眠量の過剰と日中の眠気の過剰が起こるが，両者がともに認められることも多くある。過眠は次のように分類される。

① **睡眠時無呼吸症候群**：睡眠中に頻回の無呼吸が起こり，無呼吸のあとの呼吸回復時には大きないびきと体動がみられる。このため睡眠の持続低下が起こり，昼間の強い眠気が引き起こされる。無呼吸のタイプには，気道閉塞により換気が停止するもの，呼吸運動そのものが停止するもの，呼吸運動停止と気道閉塞が混合したものがある。

② **ナルコレプシー**：毎日続く強い眠気や睡眠発作を含む居眠り，情動脱力発作〈カタプレキシー〉を主な症状とする原因不明の症候群。情動脱力発作〈カタプレキシー〉は，情動性緊張消失ともいわれ，喜びや笑い，驚き，怒りなどの急激な情動をきっかけにして全身の脱力が起こる。発

作が強いときには倒れてしまうこともある。
③**精神疾患**に伴う過眠：気分障害のうつ病相でみられることがある。
④**脳器質性疾患**に伴う過眠：脳腫瘍などで生じることがある。
⑤**薬物**による過眠：抗精神病薬や抗うつ薬などの薬物，アルコールなどによって生じる。

●検査・診断

不眠と同様。

●治療・看護

治療は前述の分類により異なる。

睡眠時無呼吸症候群では肥満のある患者の**減量**と**薬物療法**が行われるが，薬剤が睡眠時無呼吸症を悪化させる場合もあるので注意が必要である。

ナルコレプシーでは根本的治療法がないが，中枢刺激薬や三環系抗うつ薬が用いられることがある。

精神疾患や脳器質性疾患，薬物による過眠に対しては，個々の患者の状況を考慮した治療が行われる。

看護に関しては，不眠の患者に対する援助に準じて行われる。

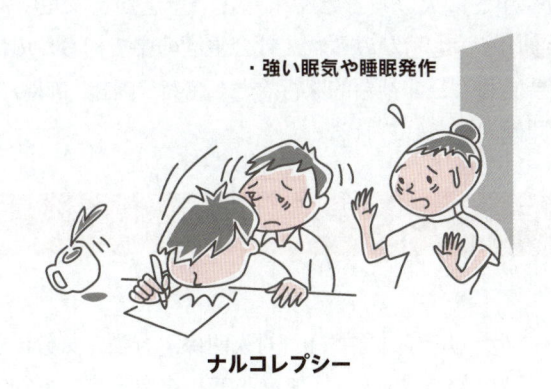

・強い眠気や睡眠発作

ナルコレプシー

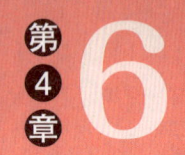

第4章 6 パーソナリティ障害
personality disorder

> **学習の要点**
> パーソナリティ障害では情意面の異常と行動上の異常がみられます。症状や問題行動の特徴を理解したうえで看護することが大切です。

● パーソナリティ障害とは

　パーソナリティ障害は，正常なパーソナリティを基準として考えた場合に，パーソナリティに偏りがみられる異常なパーソナリティの状態をいう。精神遅滞や脳炎などの器質性疾患，てんかんなどによる性格変化は除かれる。パーソナリティ障害の成因には，遺伝素質を重視するものと，育った環境や心因などの関与を重視する考え方とがある。後者の場合は，乳幼児期の不安や葛藤と，それに対する防衛に原因があるという考え方である。パーソナリティ障害に共通する特徴は情意面での異常である。具体的には感情の細やかさに欠けることや未熟さ，意志が不安定であることである。また，行動上の異常がみられ，社会生活の中で何らかの問題行動がみられる。反社会的および非社会的な行為としては，虚言，詐欺，窃盗，傷害，放火などの犯罪傾向があげられる。

境界性パーソナリティ障害 〈borderline personality disorder〉

● 病態・症状

　境界性パーソナリティ障害は，対人関係，行動，気分に関して不安定性がみられる。特に対人関係では態度が著しく変化し，不安定であることが特徴である。孤独に耐えきれず，周囲の人を感情的に強く巻き込んだり，逆に他者との心理的な距離が近づくとおびえたり，ひきこもりになることもある。また，他者を過剰に崇拝し理想化したり，逆に過小評価をみせることがあり，それが同一の人物に対して急に変化することがある。また，家族や医療者などの周囲の人に見捨てられることの恐怖を感じ，それを避けるための激しい自己破壊的行動をとることがある。行動面では，自殺企図や

自傷行為を繰り返すことがあり，浪費や物質乱用，過食などの衝動行為がみられることもある。これらの行動は，自己を危険に陥れる**衝動的行動**だといえる。気分はおおむね不安定で，コントロールできない激しい怒りや敵意，抑うつ，不機嫌，焦燥などの気分の著しい変動をあらわす。**抑うつ状態**では，慢性的な空虚感や倦怠感が前面に出てくるといわれている。また，境界性パーソナリティ障害の患者は**同一性障害**をもち，そのことにより自らの価値や自己イメージ，職業や家族に関する将来像などに確実性がもてないともいわれている。

● 検査・診断

境界性パーソナリティ障害の診断に直接的に役立つ検査はない。

精神疾患の診断・統計マニュアル〈DSM-5〉による「パーソナリティ障害の全般的な診断基準」では，「その人の属する文化から期待されるものより著しく偏った，内的体験および行動の持続的様式」が**認知，感情性，対人関係機能，衝動の制御**の領域にあらわれることが示されている。特に，境界性パーソナリティ障害の診断基準に関しては，「対人関係，自己像，感情などの不安定性および著しい衝動性の広範な様式で，成人期早期までに始まり，種々の状況で明らかになる」と示されている。具体的には，患者の訴えや生育歴，行動パターン，他者からの情報などによって行われる。

● 治　療

抗不安薬や抗精神病薬，抗うつ薬などの薬物療法と，個人精神療法や集団精神療法が行われている。

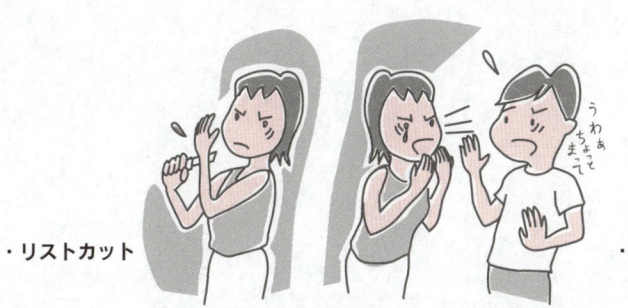

・リストカット　　　　　　　　　　　・衝動的に自傷行為を繰り返す

境界性パーソナリティ障害

●看　護

　看護上の注意点としては，第1に医療スタッフが**統一的な関わり**を継続することがあげられる。患者は周囲の人を操作したり感情的に巻き込むことがあるが，それは医療スタッフも例外ではない。スタッフ間に不調和や葛藤を引き起こすことが多いので，チームとしてのまとまりが分断され，挫折感をもたらすこともあるからである。

　次に，病棟内での**約束や制限を設定**することである。患者は一貫性のない行動や衝動性のために次々とスタッフに要求してくることがある。それらに対応するためには入院初期から約束や制限を設定し，容認できる範囲内に行動を抑制する必要が出てくる。また，それを維持するためには毅然とした態度で接することが大切である。

　3番目には，**患者の安全を保証**していくことである。患者はコントロールできない激しい怒りや敵意などのために，自傷行為や他者を傷つけること，器物を破壊することがある。暴力が起こった場合には，患者自身および周囲の患者の安全のために隔離して行動を制限することが必要になることもある。

　4番目には対人関係など社会的に必要な技能を身につける**学びの場を提供**することである。日常生活では生活のリズムを整えながら自己コントロールの方法をともに工夫し，また，病棟のレクリエーション活動や作業などを通して，対人関係やその場に適した感情表現を学ばせていくことが必要である。

パーソナリティ障害

既出問題チェック　一般問題

☑ 境界型パーソナリティ障害の患者が，病棟の他患者に過剰に干渉してトラブルを起こし，主治医からその傾向を指摘された。診察後，患者は感情的に不安定になっている。
今後の患者の行動で注意するのはどれか。(改変) 97-A140
1 自己実現
2 意欲減退
3 適応行動
4 衝動行為

解答・解説

1 ×
2 ×　衝動行為では突然の怒りや暴力行為，破壊行為に至ることもあり，明確な動機
3 ×　づけがない発作的な行為である。
4 ○

☑ Aさん（19歳，女性）は，境界性人格〈パーソナリティ〉障害（borderline personality disorder）で入院している。病棟では，安全管理のため，個人用の爪切りをナースステーションで管理している。Aさんが自分の爪切りを使用した後，看護師が返却を求めると「主治医の先生は自分で持っていてもいいって言ったのよ」と攻撃的な口調で抵抗した。この日，主治医は不在であった。
Aさんへの対応として最も適切なのはどれか。102-P53
1 「先生はそのようなことは言わないと思います」
2 「先生は不在なので，私の指示に従ってください」
3 「病棟の安全が守れないので退院していただきます」
4 「先生に確認がとれるまで，こちらでお預かりします」

解答・解説

1 ×発言がたとえ思い込みであったとしても，患者の認識を否定することになる。まずは制限されることを不快に思っている患者の気持ちを受けとめる必要がある。
2 ×主治医と患者との約束に介入する場面で，どのように医療チームとして一貫した対応をとるかということであり，適切とはいえない。

3 ×病棟の安全を守ることは看護師としての重要な仕事であるが，退院の判断を看護師が行うことはできない。
4 ○安全を確保することと，チームとして一貫した対応をとることを同時に満たすことができるため，適切であると考えられる。

パーソナリティ障害

既出問題チェック　状況設定問題

19歳の女性。境界型パーソナリティ障害のため通院していたが，不眠の増悪，家族に対する暴言と暴力および家具などの衝動的な破壊行為の激化によって，本人と家族の希望で入院した。

☐ 入院2日，患者は眠れないと訴えて午後11時にナースステーションを訪れた。就寝前の服薬を午後9時に済ませており，歩行はややふらつき，眠そうな表情がみられた。
対応で適切なのはどれか。（改変）94-P85
1 「眠れないことを言いに来てくれたんですね」と評価する。
2 「眠そうだから部屋で横になってください」と勧める。
3 「薬を飲んでもすぐには眠れませんよ」と説明する。
4 「どうして眠れないと思いますか」と想起を促す。

☐ 入院4日，患者は個人用のドライヤーを部屋に持ち込み，部屋で保管したいと希望した。病棟では，個人用のドライヤーをナースステーションで保管し貸出している。看護師がそのように説明すると，患者は「師長さんはいいって言いました。どうしてあなたはいけないと言うんですか」と攻撃的に質問した。看護師長はこの日は出張で留守であった。
対応で適切なのはどれか。（改変）94-P86
5 「看護師長に明日確認します。それまではこちらで預かりますね」
6 「それは病棟の規則ですから，看護師長が間違っていますね」
7 「看護師長がそう言うはずがありません。嘘をついていますね」
8 「看護師長ではなく，私の指示に従ってください」

☐ 入院5日，患者はシャープペンシルの先で手首に傷をつけ，それを看護師に見せに来た。傷は浅く，出血はほとんどなかった。
患者の状態に対するアセスメントで適切なのはどれか。（改変）94-P87
9 患者の状態は悪化しており，行動制限が必要である。
10 気持ちを行動で表現できており，衝動性は改善している。
11 患者の状態は深刻であり，持ち物の管理の強化が必要である。
12 気持ちを一旦行動化したが，その後看護師に訴えている。

> **解答・解説**

1 ○境界性パーソナリティ障害患者は，病棟スタッフとの信頼関係や治療契約を成立させることが困難となることが多く，看護師が患者のとった行動に対して肯定的にフィードバックすることが重要である。

2 ×患者の訴えを十分に聴かずに，看護師の印象をもとにして指示を与えるかのような対応は不適切である。不安定な対人関係を増強する可能性が高い。

3 ×看護師に対して訴える患者の行動を否定するかのような対応は不適切である。慢性的な不愉快な気分を助長する可能性もある。

4 ×眠そうな表情である患者に対して想起を促す質問形式の返答は，患者の訴えを無視（または軽視）した対応となる。

---

5 ○看護師長が戻って事実の確認を行ったうえで判断することと，それまでは病棟の規則を維持することが伝えられており，患者との関係性や入院治療の枠組みを維持するための対応としては適切である。

6 ×患者に対して看護師長の間違いを指摘するのは，スタッフ側の対応の統一性・一貫性を損なう可能性が高い。

7 ×「嘘をついていますね」という患者に対して否定的な発言は，その後にスタッフに対する不信感や攻撃性を強める可能性が高い。

8 ×選択肢**6**と同様にスタッフ間の統一性・一貫性を損なう可能性が高い。

---

9 ×傷の浅い自傷行為がみられたからといって特に症状が悪化しているとは考えにくい。直ちに行動制限に結びつけて考えることは性急であり，患者に感情表現の方法を学ばせる対応が求められる。

10 ×自傷行為という行動化は患者独特の表現方法ではあるが，気持ちが表現できているとアセスメントするのは不適切である。

11 ×選択肢**9**と同様の理由で持ち物管理を強化する制限は不適切である。

12 ○患者がその行動によって何かを訴えているとアセスメントすることは適切である。その訴えの意味を考え，行動化に直面させることを通して患者の自己に対する気づきを促す対応が求められる。

第4章 7 アルコール関連障害
alcohol-related disorder

> **学習の要点**
> アルコール依存症者が飲酒行動を自己制御できないことによる問題だけではなく，それ以外にも関連する精神障害がみられます。

病態・症状

　アルコール依存症は，身体的・精神的障害という医療の範囲を超えて，福祉や社会政策の観点からも社会的障害として取り上げられる。それを**アルコール関連問題**というが，具体的には，①飲酒運転による事故，②幼児虐待や家庭内暴力などの家族問題，③長期欠勤や事故などの職業問題，④強盗，性的暴行などの犯罪などがあげられる。また，アルコール関連障害の観点からは，①**急性アルコール中毒**，②**アルコール依存症**，③**アルコール離脱症状**，④**アルコール精神病**などに大別される。

　急性アルコール中毒には，極端な興奮や運動失調・言語障害が出現する単純酩酊，易刺激的で暴力的な言動や部分的な健忘がみられる複雑酩酊，強い意識障害や健忘・見当識障害がみられる病的酩酊がある。なお，単純酩酊では，血中アルコール濃度が 400 mg/dL 以上になると意識が消失し昏睡に至り，500 mg/dL では死の危険性があるといわれる。

　アルコール依存症は，飲酒行動をコントロールできず自己統制不能に陥った状態である。飲酒欲求を抑制することができず，生活の中で飲酒行動を最優先させてしまう。職場や家庭，趣味などにも興味や関心が低い状態になる。自制心が乏しく，感情も不安定で自己破壊的傾向が出現することがある。

　アルコール離脱症状は，大量に長期間にわたって飲酒していた人が断酒することにより生じる精神・身体症状である。不眠や手指振戦，不安，焦燥感，アルコール幻覚症などが出現する。

　アルコール精神病には，アルコール性てんかん様けいれん発作，振戦・

不眠・せん妄などが起こる振戦せん妄，幻聴が主に出現するアルコール幻覚症，アルコール性認知症，記銘力減退・失見当識・健忘・作話などが出現するアルコール性コルサコフ精神病などがある。

検査・診断

　アルコール問題の簡便な判定法として，新久里浜式アルコール症スクリーニングテスト〈KAST〉がある。KAST は男性版，女性版があり，その合計点数でアルコール問題の程度を知ることができる。

　アルコール依存症の診断では，操作的診断基準として国際疾病分類〈ICD-10〉や精神疾患の診断・統計マニュアル〈DSM-5〉が用いられる。その主なものは，①耐性（ある物質の反復摂取により一定の効果を得るために要する用量が著しく増大すること）の形成，②離脱症状の出現とそれを回避するためのアルコール使用，③アルコール摂取行動のコントロールができない，④アルコール問題が起きていることがわかっていながらアルコール使用を続ける，などである。

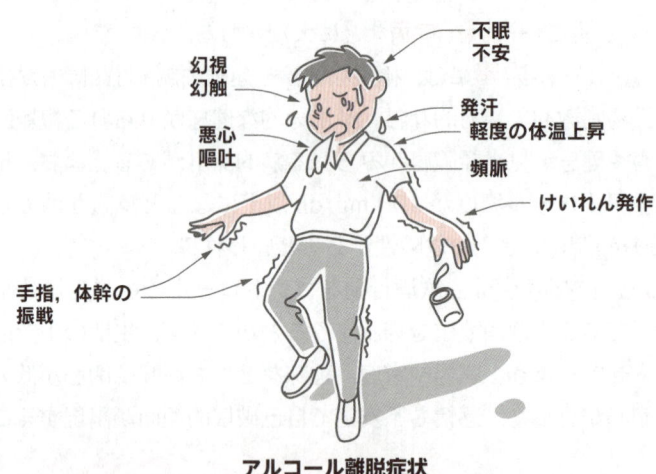

アルコール離脱症状

治　療

　断酒を継続するために個人精神療法，集団精神療法，断酒会や AA

〈Alcoholics Anonymous〉などの**自助グループ**への参加，薬物療法などが行われる。薬物療法では，離脱症状に効果的な薬剤，さまざまな精神症状に対する薬物，頻脈や胸内苦悶を引き起こす**抗酒薬**などが使用される。

看　護

　栄養障害などの**身体症状**や**睡眠状態**，**離脱症状**，**家庭的・社会的問題**などが重要なアセスメントデータになる。ケアの目標としては，安全な環境を提供し安定した身体状態を維持できること，現実的な生活との接触を増やすこと，情緒的に安定することなどである。留意点としては，アルコール依存症患者の言動や生活様式などに対して，説教や非難をしないことがあげられる。医療者はあくまで疾患の治療・看護を行うべきであり，患者の人格を評価することは避けなければならない。

　また，特にアルコール依存症に関しては，患者の家族にも目を向ける必要がある。**共依存**に陥っている家族や，アルコール依存症の家庭で育ち，社会的な不適応や対人関係の障害をもつ子どもたちに対しても適切な援助が必要である。医療者および家族などの関係者に必要なことは，アルコール依存症に対する適切な知識をもつことである。例えば，節酒することは治療的には効果がないことや，アルコール依存症が単なる「酔っぱらい」の問題ではないことに気をつける必要がある。

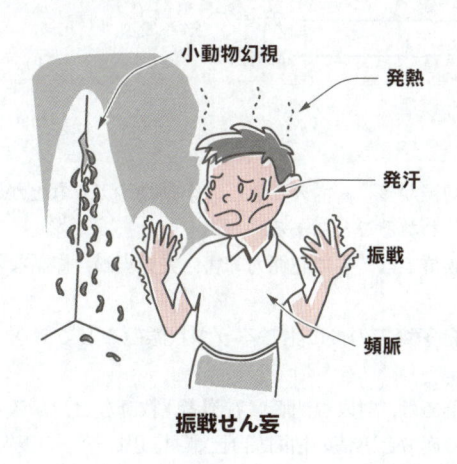

振戦せん妄：小動物幻視，発熱，発汗，振戦，頻脈

アルコール関連障害

既出問題チェック　一般問題

☐ アルコール関連障害について**誤っている**のはどれか。(改変) 84-A112
1 振戦せん妄は飲酒中に生じる。
2 嫉妬妄想が多い。
3 内臓障害を生じる。
4 コルサコフ症候群がみられる。

解答・解説

1 ×振戦せん妄は，大量のアルコール摂取の後に，飲酒を中止または減量したときに生じる。
2 ○アルコール依存症者本人の性的不能による不満が配偶者や恋人に向けたものとして理解される。
3 ○内臓障害としては，潰瘍，胃腸障害，肝硬変，心臓疾患などが生じる。
4 ○アルコール精神病には，アルコール性コルサコフ精神病，アルコール性認知症，アルコール性嫉妬妄想，振戦せん妄などがみられる。

☐ 症候群と症状との組合せで正しいのはどれか。89-A147
1 アルコール離脱症候群　―――　幻覚症
2 コルサコフ症候群　―――　離人症
3 空の巣症候群　―――　チック
4 燃え尽き症候群　―――　認知症

解答・解説

1 ○幻覚の中では幻視が多く，ネズミなどの小動物やアリなどがみられる。また，幻触や幻聴があらわれることもある。
2 ×コルサコフ症候群では，主に記銘力障害，失見当識，作話などがみられるのが特徴である。
3 ×空の巣症候群は子育ての後に生じるうつ状態のことであり，主に孤独な主婦にあらわれる。
4 ×燃え尽き症候群では，対人専門職（看護者，教師など）がストレスによって生じる極度の心身の疲労と感情の枯渇，自己嫌悪，思いやりの喪失などが特徴である。

☑ Aさん（50歳，男性）は，アルコール依存症のために断酒目的で入院した。入院前日の夜まで毎日飲酒をしていたと話している。
入院当日に優先的に行うのはどれか。103-P67
1 抗酒薬の説明を行う。
2 断酒会への参加を促す。
3 振戦の有無を確認する。
4 ストレス対処行動を分析する。

解答・解説

1 ×入院前日まで毎日飲酒をしており，離脱症状の出現に備える時期である。
2 ×離脱症状の時期を脱してから断酒会への参加を促すことが望ましい。
3 ○最終飲酒から約24時間が経過しており，振戦の有無を確認することは重要である。
4 ×ストレス対処行動は，アルコールリハビリテーションプログラムが開始されてから分析するのが適切である。

アルコール関連障害

既出問題チェック　状況設定問題

Aさん（52歳，男性）は，妻と会社員の娘と3人で暮らしている。Aさんは2年前に職場を解雇され，再就職先を探している。以前から飲酒する機会は多かったが，解雇後は朝から酒を飲み続け，妻が止めるように言っても聞き入れなかった。Aさんは，3か月前に自宅近くの診療所でアルコール性肝硬変（alcoholic cirrhosis）と診断され，断酒を勧められたが実行できずにいた。Aさんは，妻に伴われて専門医療機関を受診し，アルコール依存症（alcohol dependence）と診断された。

☐ Aさんは，自分がアルコール依存症（alcohol dependence）であることを認めず「酒を減らせば問題ない」と言って説明を聞こうとしない。
　家族への看護師の対応で適切なのはどれか。101-P118
1. Aさんの就職活動に家族が協力するように提案する。
2. Aさんの飲酒量を家族が記録しておくように指示する。
3. どのような対応がAさんの治療意欲を阻害するかについて説明する。
4. Aさんが治療を拒否している間は，家族にできることはないと伝える。

☐ Aさんは黄疸がみられるようになったことをきっかけに，アルコール依存症（alcohol dependence）の治療を受けることになった。妻は，これまで1日中酒ばかり飲んでいたAさんに対する強い不満を看護師に話した。
　看護師から妻への助言で最も適切なのはどれか。101-P119
5. 家にある酒類はすべて捨てるように話す
6. Aさんの代わりに家計を支えるように話す。
7. Aさんに飲酒の害を再度伝えることを提案する。
8. 家族のためのセルフヘルプグループへの参加を勧める。

☐ ある受診日に，Aさんは「3か月お酒を飲まないでいましたが，昨日また飲んでしまいました」と話した。看護師は，それまで断酒を続けたAさんの努力を認めた。
　次に，看護師がAさんに話す内容で適切なのはどれか。101-P1120
9. 「意志を強く持たないといけません」
10. 「昨日はなぜ飲みたくなったのですか」
11. 「3か月頑張ったから，少しくらいは大丈夫です」
12. 「家族の信頼を失うようなことをするのは止めましょう」

> **解答・解説**

1 ×Aさんはアルコール依存症を自覚することが優先される時期である。
2 ×アルコール依存症の自覚が優先であり，飲酒量を記録することが特に必要ではない。
3 ○アルコール依存症の患者は，何らかのストレスを抱えており，アルコールに依存していることを自覚できず，否認するのが特徴である。疾患の特徴を理解して，患者の治療意欲を阻害しないような対応を説明することが大切である。
4 ×飲酒行動や治療の必要性を理解し，家族が巻き込まれる疾患であることを自覚することが大切である。

5 ×家にある酒類を捨てるように助言することは，家族の心理的負担の軽減にはつながらず，根本的な解決にはならない。
6 ×Aさんの代わりに家計を支えるような助言は，家族にとって心理的負担が増すので適切とはいえない。
7 ×アルコール依存症は否認の病であり，Aさんは依存症を自覚することが優先される時期にある。いまは，治療を受ける気になったAさんの気持ちを考えるべきであり，飲酒の害を再度伝える必要はない。
8 ○AA（Alcoholics Anonymous）などのセルフヘルプグループは，断酒を継続して回復に向かっていくための自助グループである。家族が参加して体験を語り合い，依存症の学習を深めるプログラムもある。

9 ×依存とは，当該物質に対してやむにやまれぬ欲求が生じる病であり，意志を強くもつだけでは解決しない。
10 ○依存症には飲酒をする要因があるので，その要因を分析することは重要である。よって，飲酒願望の理由を聞き出す対応は適切といえる。
11 ×アルコール依存症の治療は，継続した断酒が必要である。
12 ×飲酒した本人も罪悪感を抱くことがあるので，患者が落胆する発言は控えるべきである。

Aさん（42歳，男性）は，全身倦怠感を訴え病院を受診したところ，肝機能障害が認められ内科に入院した。Aさんは大量飲酒を長期間続けており，アルコール依存症が疑われた。内科医からの依頼で精神科医が診察したときは，Aさんは意識清明で見当識障害はなかった。妻とは不仲であり，半年前に仕事で大きなトラブルがあったため，朝から飲酒するようになり飲酒量はさらに増えていた。

☐ Aさんに認められるのはどれか。105-A112
1 病的酩酊
2 妻との共依存
3 コルサコフ症候群
4 アルコールに対する耐性

☐ 入院2日後，夜間にAさんは「壁や布団に虫がたくさんいる」と訴え，興奮して眠らなかった。
　考えられるのはどれか。105-A113
5 振戦せん妄
6 アルコール幻覚症
7 レム睡眠行動障害
8 急性アルコール中毒

☐ その後，薬物治療によって興奮は改善した。肝機能は改善し，夜間もよく眠れるようになったため，退院が決定した。
　Aさんに対する退院時の説明で適切なのはどれか。**2つ選べ**。105-A114
9 「仕事は辞めましょう」
10 「断酒会に参加しましょう」
11 「集団精神療法を受けましょう」
12 「飲酒しない日を週1日設けましょう」
13 「生活行動を家族に記録してもらいましょう」

解答・解説

1 ×病的酩酊とは，非常に攻撃的で情緒不安定な状態となり，顕著な意識障害，見当識障害や全健忘がみられる。
2 ×共依存とは，相手に必要とされることで自分の存在意義を見出すことで，依存しあう関係性である。よって妻とは不仲であるという情報だけからは該当しない。
3 ×コルサコフ症候群は，健忘などが主症状であり意識清明で見当識障害がないという情報から該当しない。
4 ○アルコールに対する耐性は，長期のアルコール摂取により耐性が形成され，飲酒量や，飲酒時間など自己コントロールが困難な状態となる。

5 ○振戦せん妄は，アルコール離脱症状の1つで，長期間の飲酒歴のあるアルコール依存症者が，飲酒を中断または減量した際に生じる。症状は自律神経亢進，粗大な四肢の振戦，精神運動興奮，幻覚などがある。幻覚の中では，幻視が多く，実際には存在しないはずの小動物や虫・小人が多数みえてきたりする。
6 ×アルコール幻覚症は意識がはっきりしているにも関わらず，被害的な内容の幻聴や被害妄想が主である。
7 ×レム睡眠行動障害では，通常は筋肉が弛緩して動かなくなるレム睡眠時に不快感や恐怖を伴って起き上がったり体を動かしたりする行動がみられる。
8 ×急性アルコール中毒は，アルコールの血中濃度上昇に伴い生体が精神的・身体的影響を受けることである。

9 ×主治医が復職可能と判断していれば仕事を辞める必要はない。
10 ○断酒会はミーティングにより自分の体験を語り，人の体験を聞き支えながら問題解決に向かう方法であり，社会復帰と回復の促進に有効である。
11 ○離脱症状が治まった後に，ミーティングや対人関係の訓練，アルコール使用障害の知識を高める集団精神療法は有効である。
12 ×アルコール依存症の回復は断酒を継続することが基本である。
13 ×アルコール依存症の回復は，患者自身の選択と決定によるものである。自分自身で生活行動を記録することが必要である。

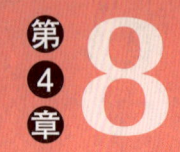

第4章 8 薬物依存症
drug dependence

> **学習の要点**
> 薬物依存は摂取する薬物の種類によってその特徴が異なります。特に精神依存と身体依存の違いには注意しましょう。

病態・症状

薬物依存とは，薬物の作用による精神的効果（快楽など）を得るために，またはその薬物の離脱による苦痛や不快感を避けるために，その薬物を摂取し続ける状態である。同一の人が1つ以上の薬物に依存することがある。具体的な薬物の作用には，鎮静，麻酔，抗不安，多幸，発揚，興奮，幻覚惹起などがある。現代では，薬物中毒の症状だけではなく，薬物に依存するその人の行動面の問題や，社会的問題としても取り上げられる。

薬物依存には，**精神依存**と**身体依存**がある。**精神依存**とは，その薬物を使用せずにはいられなくなった精神状態である。その薬物のもたらす快楽のために，その薬物を周期的あるいは継続的に求めて摂取しようとする強い精神的衝動がみられる。離脱〈禁断〉症状を避ける場合の衝動も同様である。**身体依存**は，生理学的依存ともいわれ，その薬物を使用することによって生理的平衡を保ち，使用を中止すると離脱〈禁断〉症状が出現する状態である。身体機能を維持するために一定量の薬物が必要になっている状態であり，その薬物を中止したり，減量したりすると離脱症状（自律神経症状や精神神経症状）が引き起こされる。

薬物の種類によって次のような特徴がある。
① モルヒネ型依存：モルヒネは医療目的の鎮痛薬として用いられるが，多幸感や陶酔感が得られ，大量使用では呼吸抑制や心拍数減少が起こる。また，二次的な身体症状としては栄養低下，やせ，全身衰弱などがみられる。
② コカイン型依存：多幸感，不安，興奮，幻覚，昏迷状態などが出現する。

身体的には呼吸困難や散瞳が現れる。幻覚ではアリやシラミなどがみえる幻視や，それらが体をはいまわる幻触がある。また，幻覚が高じて被害妄想や追跡妄想が出現するときもある。
③大麻（マリファナなど）型依存：気分は発揚状態で，感情が不安定となり，自我感情が亢進して「超人」になったような体験が得られる。錯覚や幻覚も出現し，興奮や不機嫌，衝動的行動がみられる。
④覚醒剤型依存：興奮や気分発揚，不安・焦燥感などの精神神経症状や不眠・食欲減退などの身体的中毒症状が出現する。幻覚妄想状態に至る覚醒剤精神病では，幻聴や妄想（関係妄想，被害妄想，追跡妄想など）がみられる。

検査・診断

検査は，**血液**，**尿**，**唾液**，**毛髪**などによって**原因物質の同定や定量**が可能である。

急性薬物中毒の診断は，呼吸・循環・消化器症状，発熱の有無や，意識障害，けいれん，幻覚，妄想などの精神・神経症状によって行われる。

治療

アルコール依存症とほぼ同様である。依存を生じた薬物を中断すること，**個人精神療法**，**集団精神療法**，**NA〈Narcotics Anonymous〉**などの自助グループへの参加，薬物療法などが行われる。薬物療法では，対症療法的に抗不安薬や抗精神病薬が使用される。

看護

幻覚・妄想・混乱・恐怖心などの精神状態や栄養障害などの身体症状，身体的不快感，睡眠障害，自尊感情，集中力・持続力などの能力障害などが重要な**アセスメントデータ**になる。目標としては，安全な環境を整え，適切な休息や栄養を摂取すること，おそれや不安の感情を言語化できること，**現実検討力**が得られることなどがあげられる。

留意点としては，離脱の時期には患者は過敏となっているので，過剰な刺激を与えないことである。無駄な会話は避け，短く簡単な表現で穏やかに話しかけることが望まれる。また，患者によっては家庭の問題や経済的問題，法律上の問題を抱えていることもあるので，それらの問題についても留意が必要である。

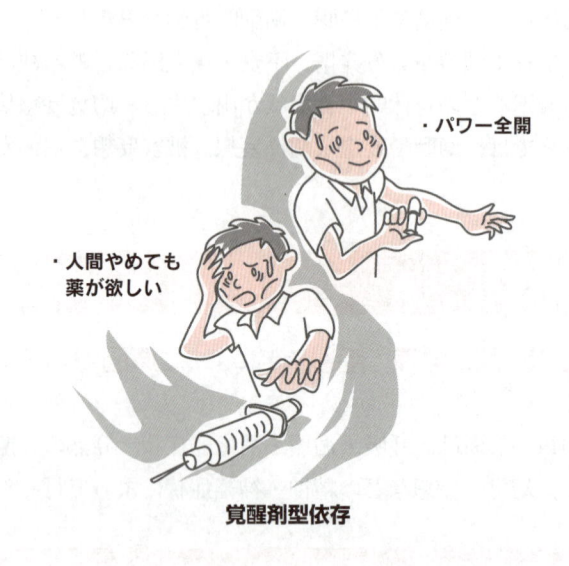

・パワー全開

・人間やめても薬が欲しい

覚醒剤型依存

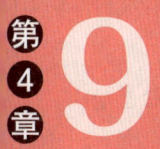

第4章 9 ストレス関連障害
stress-related disorder

> **学習の要点**
> 通常は体験することがないストレス因によるPTSDや，日常生活で体験されるストレス因による適応障害などがあります。

PTSD〈post-traumatic stress disorder〉

●病態・症状

PTSDは，「post-traumatic stress disorder」の略で**心的外傷後ストレス障害**といわれる。通常の人間が体験する範囲を超えた衝撃的な出来事や，過酷な状況の体験というストレスに対する反応としてあらわれる精神的な障害である。心的外傷を与える出来事には，地震や台風などによる自然災害と，人為的なものがある。例えば，大事故やレイプのような暴力犯罪，虐待，戦争体験などの驚異的または破局的なものである。これらの災害や事故・事件によって，自分や家族，友人などの生命が脅かされたり，他の人々が殺されたり襲われたりするのを目撃することが誘因になる。

症状としては，その外傷体験と関連し想起させる活動や状況を回避することや，外界に対する無感覚と反応性の低下が起こる。その一方で，反復して外傷を再体験させてパニックや攻撃性が出現する。睡眠障害や驚愕反応，易刺激性，抑うつ症状，不安症状が認められる場合もある。このように鈍麻と過敏が交互にあらわれることが特徴である。これらの病像は**解離症状**を中核とする。

解離症状とは，本人にとって解決困難な出来事や葛藤に直面した場合，それに関連する観念や感情を自ら切り離し，過去の記憶や自己同一性が失われた状態である。具体的な解離症状としては，例えば，性的暴行を受けたあとでその事件の記憶が失われる**心因性健忘**，苦痛もしくは不快な体験のあと，その状況から逃れるために行方不明になる遁走，的はずれ応答がみられ，認知症の真似をしているかのような印象を受ける**ガンザー症候群**，同一人

物に2人以上の人格が出現して、交互に独立して活動する**多重人格**などがある。

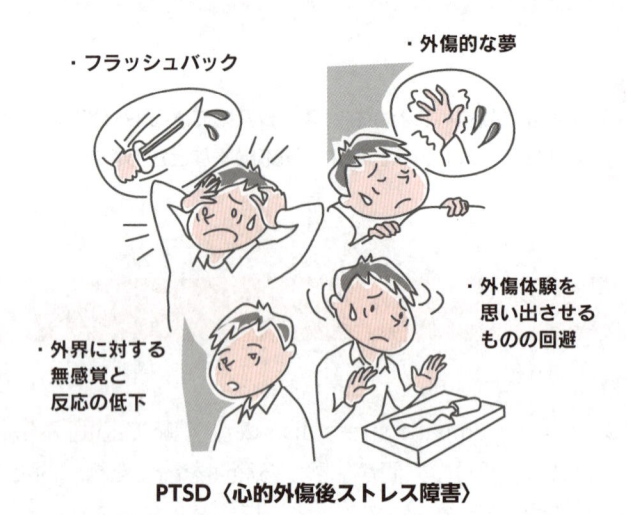

PTSD〈心的外傷後ストレス障害〉

・フラッシュバック
・外傷的な夢
・外界に対する無感覚と反応の低下
・外傷体験を思い出させるものの回避

●検査・診断

　精神疾患の診断・統計マニュアル〈DSM-5〉によるPTSDの診断基準では、以下が認められるような**外傷的な出来事**に曝露されたことが基本になる。

　①実際にまたは危うく死ぬまたは重症を負うような出来事を、または自分または他人の身体の保全に迫る危険を、その人が体験し、目撃し、または直面した。
　②その人の反応は強い恐怖、無力感または戦慄に関するものである。

●治　療

　PTSDの誘因と心的外傷の特徴を考慮した**保護的・支持的環境**を設定すること、外傷を再体験することを防ぐこと、症状を軽減するための抗うつ薬や抗不安薬を中心とする**薬物療法**、適応の改善を図るための**精神療法**などがある。

●看　護

　第1に外傷の誘因となった事件などの事実の確認が重要だと思われる。なぜならば、その出来事に対する理解が足りないために必要なケアができなく

なる可能性が高いからである。また，患者自身や家族，関係者，地域住民などが，誘因となった体験とその後の反応や精神状態に関して偏見をもつ場合は，それを払拭するための援助活動が必要とされる。アセスメントデータとしては，心的外傷体験のフラッシュバック，睡眠障害，怒り・不安・おそれなどの感情，罪責感や良心の呵責，感情の否認や情緒の麻痺，集中力などがあげられる。

　看護目標としては，**安全で保護的な環境**を提供すること，適切な**休息，睡眠，活動のバランス**を確立すること，**自尊感情**を増進すること，破壊的でない**緊張緩和法**を身につけることなどが重要である。初期の段階では患者の状況に応じて，関わるスタッフを制限する場合も考えられる。特に，強いおそれや不信感を抱いている場合には考慮が必要である。

適応障害〈adjustment disorder〉

●病態・症状

　適応障害〈適応異常，不適応〉はPTSDとは異なり，通常の生活で経験される出来事が葛藤を引き起こし，それによって**情緒面や行動面の症状**が生じる。症状は多彩で，**抑うつ気分**と**不安**が中心であり，主観的な苦悩を伴う。その症状によって日常生活（家庭，教育環境，職業など）で障害がみられる。発症には，神経症や精神遅滞などによるものと，正常者の場合では環境因子が関係し，個人の素質や**脆弱性**も無視できない。また，ストレス因には人間関係などの個人レベルのものと移住や亡命などの社会的レベルのものがあり，それがなければ適応障害の状態は起こらなかったと考えられる。

●検査・診断

　適応障害の診断に直接的に役立つ検査はない。

　診断に関しては，発症前1か月以内の社会心理的ストレス因の体験があることと，気分障害や神経症性障害などの他の診断基準を満たさないことが必要になる。

●治療

　薬物療法では**抗不安薬**の処方が効果的である。抗不安薬により不安を軽減し，睡眠障害を改善することが期待される。不安が長期にわたる場合には，抗うつ薬や選択的セロトニン再取り込み阻害薬〈SSRI〉を使用すること

もある。また，支持的なカウンセリングやリラクセーション訓練が実施されることもある。

●看　護
　適切な情緒体験がもてるように**保護的な環境をつくる**ことが大切である。その中で，感情の表現を促して意思決定やコミュニケーションに関するスキルを増進すること，不安や衝動行為，不適応対処行動（アルコールや薬物の乱用など）を減らすこと，家族間のコミュニケーションを促すこと，自信を回復して現実的な自己アセスメントができる能力や効果的に問題を解決する能力を身につけていくことが重要である。

ストレス関連障害

既出問題チェック　一般問題

☐ 心的外傷後ストレス障害〈PTSD〉に認められるのはどれか。**2つ選べ**。91-A142
1. 危うく死ぬような体験をし，恐怖を覚えた。
2. 外傷の原因となった体験が何度もよみがえる。
3. 同じような出来事に何度も遭遇する。
4. 外傷前に楽しんでいた活動には普通に参加できる。

解答・解説

1. ○ PTSDの誘因となる体験は，通常の生活では体験し得ないものであり，本人や家族などの生命が脅かされる体験も含まれる。
2. ○ 過酷なストレスを生じさせたその体験が生々しく思い出される。
3. × 体験と関連した刺激の回避が起こる。治療的にも心的外傷に関連する活動や場所などの再体験を防ぐ必要がある。
4. × 外界に対する反応の低下や，抑うつ症状や不安症状が起こるため外傷前と同様な活動は困難であると思われる。

☐ Aさん（24歳，女性）は，2か月前に交通事故で受傷した。それ以来，事故の夢をみたり，事故の様子が突然よみがえるようになり，怖くて仕事が手につかないと訴えている。
最も考えられる障害はどれか。101-P77
1. パニック障害
   panic disorder
2. 急性ストレス障害
   acute stress disorder
3. 外傷後ストレス障害〈PTSD〉
   post-traumatic stress disorder
4. 境界性人格〈パーソナリティ〉障害
   borderline personality disorder

解答・解説

1. × パニック障害は何らかの精神的ショック，悩み，心配事など，精神的な問題が誘因になることもあるが，全くないこともあり，また睡眠不足や過労，風邪などの身体的不調がきっかけになることもある。自分の体験した脅威的出来事が明確な原因として特定されることから，パニック障害はあてはまらない。
2. × 悪夢，活動性の低下，集中困難などがみられるが，持続期間が短時間で，一過性のものであるときには，急性ストレス障害と診断される。2か月前に事故に遭っ

て以来継続していることから，急性ストレス障害はあてはまらない。
3 ○外傷後ストレス障害〈PTSD〉は，生命に危険が及ぶ脅威的な体験に対する遷延した反応で，外傷後発生し，その症状は1か月以上続く。
4 ×境界性人格障害とは感情や対人関係，自己イメージなどにおける不安定さが特徴であり，生命に危険が及ぶ脅威的な体験の有無とは関係しない。

ストレス関連障害

既出問題チェック　状況設定問題

21歳の女性。短大を卒業後親から独立し現在1人暮らし。過干渉な母親から付き合っている男性と別れるように言われた。「これからも母親がすべてに干渉してくると思うと何もかもいやになる」と交際相手に訴えた。最近は眠ろうとしても何時間も寝付けず，朝も起きられないため仕事もやめてしまった。食欲はなく体重はこの2週で5kg減少したため精神科外来を受診し開放病棟へ任意入院した。入院時患者の身長は160cm，体重は41kgである。入院後睡眠薬が処方された。

☐ 睡眠障害はどれか。93-P82
1 熟眠障害
2 早朝覚醒
3 中途覚醒
4 入眠障害

☐ 入院時の状態はどれか。93-P83
5 摂食障害
6 適応障害
7 記憶障害
8 行為障害

☐ 入院時の看護で優先度が高いのはどれか。93-P84
9 母親との関係を詳細に聞く。
10 心配しないよう説明する。
11 心身の休息を確保する。
12 自殺を予防する。

解答・解説

1 ×「朝も起きられない」と訴えるということは，ある程度，睡眠がとれている状態であり，熟眠障害とはいえない。
2 ×朝早く目が覚め，睡眠が確保できないのが早朝覚醒である。
3 ×中途覚醒では，睡眠の途中で何度も目が覚める。
4 ○「眠ろうとしても何時間も寝付けず，朝も起きられない」という状態は入眠までに時間がかかる入眠障害〈就眠障害〉だと考えられる。

5 ×摂食行動の異常を主症状とする種々の障害であり，単に食欲がなくて体重が減少する状態ではない。
6 ○適応障害〈適応異常，不適応〉は，家庭や学校，職場などの生活領域で，他者に対する外的適応と自己に対する内的適応がうまくいかない状態である。
7 ×記憶を記銘・保持・再生することの障害であり，本事例ではそのエピソードは見出せない。
8 ×反社会的で攻撃的，反抗的な行動パターンを特徴とするもので，過度のいじめや残虐行為，破壊行為などがみられる。

9 ×入院前には母親との葛藤がみられるので，入院時に家族関係を詳細に聞くことは性急である。
10 ×患者に安心感を与えることは重要であるが，安易な気休めと受けとられる可能性のある発言は慎むべきである。
11 ○摂食や体重，睡眠などの身体的問題もみられるので，入院時には心身の休息が最も優先される。
12 ×入院前に自殺をほのめかす言動はみられない。

第4章 10 認知症 〈dementia〉

> **学習の要点**
> 主に老年期に生じる器質性障害ですが，なかには40歳代で発病する疾患もあります。
> 主な特徴は，健忘，見当識障害，人格変化です。

アルツハイマー型認知症〈dementia of Alzheimer type〉

●病態・症状

　老年期の器質性障害で，脳に形態上の病変がみられる精神障害である。**全般性脳萎縮**による疾患で女性に多いといわれる。病理学的には脳萎縮が広がり神経細胞の脱落などが起こる。症状は，初期には日常生活の中で**物忘れ**が目立ち始め，家庭生活や仕事をするうえで支障が出てくる。意欲や自発性の減退，興味・関心の低下，抑うつ気分などがあらわれる。次の段階では，記銘力・記憶力の障害がさらに進行し，新しい出来事に関する記憶の障害があらわれる。古い記憶は比較的保たれるが，徐々に自分の生年月日や家族の名前を忘れることなどが起こる。それまで知っていた場所を間違えるなどの**場所・空間の見当識**，日付や朝夕の時間がわからなくなる**時間の見当識**，家族の区別がつかなくなるなどの**人物の見当識**などが障害される。また，正しく言葉が言えなくなる失語や，目的にそって運動が遂行できなくなる失行，感覚器には問題がなくても対象の事物を認識することができなくなる失認などの**高次精神機能障害**が起こる。外見はある程度整っており挨拶ができることもあるが，精神機能は障害され人格の形骸化がみられる。行動面では多動，興奮，目的のない徘徊，不潔行為，収集癖などの異常行動があらわれる。その後，脳の器質的変化が脳幹部にまで及ぶと欲動が衰え，無為，無発動の植物状態に陥る。

●検査・診断

　検査は認知症の有無や程度を検査する知能検査によって行われる。一般的には**改訂長谷川式簡易知能評価スケール**，WAIS〈ウェクスラー成

人知能検査〉が使われている。また，脳の形態をとらえる画像検査の CT 〈computed tomography〉，MRI〈magnetic resonance imaging〉や，脳の血流・代謝をとらえる SPECT〈single photon emission computed tomography〉，PET〈positron emission tomography〉も有効である。

精神疾患の診断・統計マニュアル〈DSM-5〉による診断基準では，主に以下の2つが示されている。

①1つ以上の認知領域（複雑性注意，実行機能，学習および記憶，言語，知覚 – 運動，社会的認知）において，以前の行為水準から有意な認知の低下があるという証拠がある。

②毎日の活動において，認知欠損が自立を阻害する。

●治　療

初期の段階では認知症の進行を遅くするための薬物療法が実施されるが，認知症が高度になると適切な薬物療法はない。うつ状態や行動異常，せん妄などの精神症状に対しては抗精神病薬が用いられる。

●看　護

身体の状態を良好に保つことと，生活する場においてその人らしく日常生活を送るための援助が重要である。ともに暮らす家族とともに介護の方法を工夫していくことも大切である。

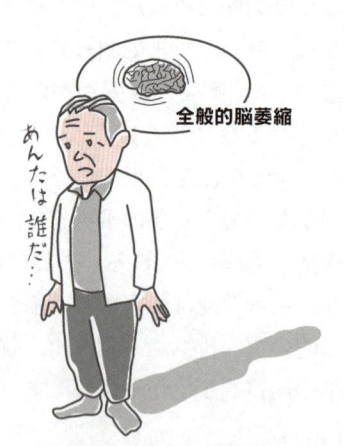

アルツハイマー型認知症

脳血管性認知症 〈cerebrovascular dementia〉

●病態・症状

　老年初期から出現する**器質性障害**で男性に多いといわれる。脳動脈硬化による脳出血，脳梗塞などの**脳血管障害**が原因で起こり，多発性脳梗塞が認知症の原因となることが多いといわれる。脳の部位，広がり，支配領域によって症状や経過はさまざまであるが，人格レベルや病識は比較的よく保たれるといわれる。精神機能の低下が均等ではなく，部分的に認知症がみられる「**まだら認知症**」が特徴である。例えば，健忘症状がある割には日常的な判断力，理解力，疎通性が保たれる。

　発症は急激で段階的に増悪する場合が多く，初期症状としては頭痛，めまい，物忘れなどが出現する。次に精神作業能力の低下，注意の集中困難，易疲労性，作業の能率低下などの症状が出現する。その後，認知症が目立ってきてそれとともに記銘力・記憶力の低下が起こる。情動の変化がみられ，些細なことで泣いたり，怒りっぽくなったり，機嫌が悪くなったりする情動失禁が特徴である。また，悲観的で抑うつ的になったり，心気的な訴えが多くなったり，記銘力・記憶力の障害による物盗られ妄想や，夜間せん妄が出現することもある。性格変化は，頑固で融通がきかず，興味関心の範囲が狭くなり感情と意思の減退が目立ってくる。

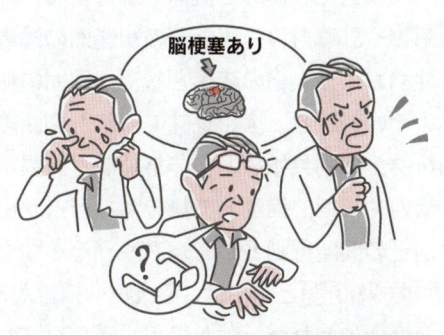

脳梗塞あり

・些細なことで泣いたり
　怒ったり，機嫌が
　悪くなる

・物忘れはするけれど
　判断力は正常

脳血管性認知症

●検査・診断

　脳の形態をとらえる画像検査のCT，MRIや，脳の血流・代謝をとらえるSPECT，PETも有効。それらの検査では，脳梗塞巣のある部位が確認できる。

　診断に関しては，場合によってはアルツハイマー型認知症との鑑別が困難である。基礎疾患の有無，神経症状・徴候の有無と経過が役立つこともある。

●治　療

　まず**身体疾患の治療**が行われる。妄想やせん妄などの精神症状には**抗精神病薬**が用いられ，神経症状に対しては薬物療法や種々のリハビリテーションが行われる。認知症に対しては脳代謝賦活薬などが処方されるが，認知症が高度になると適切な薬物療法はない。

●看　護

　看護上の援助に関しては，認知症および身体の症状とそれによって引き起こされる日常生活の困難さを確認することが大切である。患者との**コミュニケーション**のとり方や，患者の安全を確保しながら**セルフケア**を高めていく工夫が求められる。

ピック病〈Pick's disease〉

●病態・症状

　初老期の器質性障害で，**原発性の脳萎縮性疾患**である。**独特な人格変化，状況判断の障害**によって発症し，極めて緩徐に進行する神経性疾患である。初期の段階では記憶障害や計算力の障害などの知能面の障害と見当識障害は軽度だといわれる。性格および人格の変化としては周囲に無関心で無頓着な態度をとることが多いといわれる。広い意味での状況判断障害である社会的逸脱行為，反道徳的行為，抑制欠如などの非常識な行動異常がみられる。怒りっぽくなったり，暴力や徘徊，衝動的で無分別な行為が出現するといわれる。それにより，生活上の問題行動として盗みやうそをつくなどの形であらわれることもある。**態度の問題**としては，不機嫌や拒否がみられ，自己中心的で一貫性がなく社会性の失われた行動が絶えず繰り返されることがある。また，逆に周囲に対して無為，無関心になることもある。人を小ばかにしたり，質問をはぐらかしたり，からかったりする思考怠惰や，また，何を聞いても真剣に答えようとせず，同じ言葉や内容を繰り返す滞続言語が

みられることが特徴的である。また，発動性の亢進に伴って行動に抑制を欠く欲動性制止欠如がみられることもある。これらの症状は対人接触にも異常を示すようになる。症状が進行すると末期には高度の認知症状態となり，あらゆる精神機能を喪失していく。失語，失認なども出現し，全くの無言・緘黙状態となり周囲の認知も不能な状態となる。

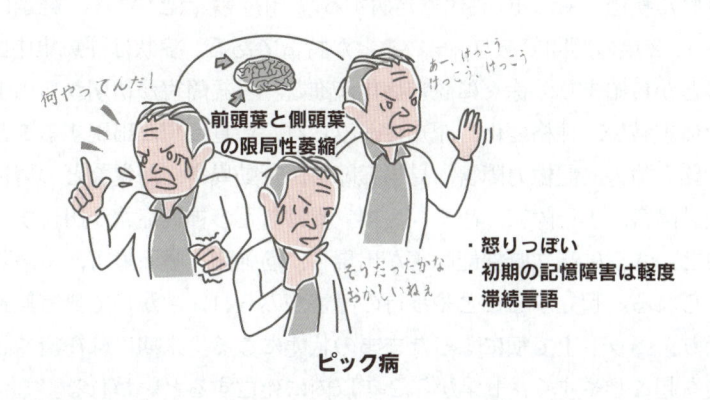

前頭葉と側頭葉の限局性萎縮

・怒りっぽい
・初期の記憶障害は軽度
・滞続言語

ピック病

● 検査・診断

アルツハイマー型認知症や脳血管性認知症と同様に，CT，MRI，SPECT，PETなどの画像診断が有効。

診断は，特有な人格障害，行動異常，社会的判断の欠落などによって比較的容易に行われる。

● 治　療

認知症症状に対しては薬物療法が用いられるが，効果は少ないといわれる。落ち着きのなさや多動，徘徊などに対しては抗精神病薬を処方する。

● 看　護

さまざまな行動異常や拒否的対人行為のために看護は困難になるが，患者の安全を保証すること，適切な栄養と水分の摂取と排泄の管理，休息と活動のバランスを維持することなどの基本的な日常生活の援助が必要になる。

クロイツフェルト・ヤコブ病 〈Creutzfeldt-Jakob disease〉

●病態・症状

　クロイツフェルト（Creutzfeldt, H. G.）とヤコブ（Jakob, A. M.）によって報告された疾患。主に40歳代で発病する認知症疾患といわれ，経過は数か月から1，2年の期間であり，早いことが特徴である。症状は注意集中困難，健忘などから始まり，徐々に認知症化が進む。言語障害が初期から出現し，急速な体重減少，性格変化，認知症がみられ，幻覚妄想が出現することもある。記銘力障害，記憶力障害，見当識障害，行動異常，幻覚などの精神症状や，運動障害，歩行障害，めまい，視覚異常などの神経症状が出現する。進行すると，さらに高次脳機能障害が出現し，筋強剛，嚥下障害，意識障害などもみられる。起立することや歩行の障害がみられ，数か月で無言無動の状態になり，ベッド上で横になったままの状態になる。末期には褥瘡や誤嚥性の肺炎を起こしやすく，1年から2年以内に死亡するといわれる。

　原因は感染性の特殊なタンパク質のプリオン（感染性異常型プリオン）によるという考え方が有力である。

●検査・診断

　診断は前述のさまざまな精神症状や神経症状と，大脳と小脳の萎縮，脳室拡大などによって診断される。

●治療・看護

　治療や看護は確立されていないが，感染の危険のある疾患なので血液など体液の処理に注意する必要がある。

　看護上の援助では，基本的な日常生活上のケアが必要とされる。

認知症

既出問題チェック　一般問題

☑ アルツハイマー型認知症で正しいのはどれか。89-A112
1 進行性に悪化する。
2 片麻痺を伴う。
3 まだら認知症である。
4 60歳未満の発症はない。

解答・解説

1 ○緩徐に進行するのが特徴である。認知症が高度になると衣服の着脱や洗面，排泄などの習慣的な日常生活動作が困難になる。
2 ×脳血管性認知症では片麻痺や知覚障害などの局所的神経徴候や症状がみられる。
3 ×まだら認知症とは多発性の脳梗塞により知能の侵され方にむらがある認知症であり，脳血管性認知症にみられる。
4 ×アルツハイマー型認知症の多くは50歳以後に発病するといわれる。

☑ アルツハイマー型認知症の高齢者とのコミュニケーションで**適切でない**のはどれか。91-A107
1 慣れ親しんだ言葉を用いて会話する。
2 返答が得られるまで表現を変えて言い直す。
3 簡単な文で1つのことだけを伝える。
4 言葉に身振りを加えて表現する。

解答・解説

1 ○本人にとってわかりやすい言葉を用いて，簡潔で単純な伝え方をすることが基本である。
2 ×本人の困惑や焦りを生じさせるばかりでなく，自尊感情を低下させる可能性がある。
3 ○1の解説を参照。
4 ○言葉だけではなく，非言語的なコミュニケーションも交えながら行うと効果が増す。

☐ 看護師に話しかけてきた認知症の高齢者への対応で**適切でない**のはどれか。
92-A106
❶ 話したい内容がわかるまで聞き返す。
❷ 家族からの情報を活用して解釈する。
❸ 表情や態度の変化を読み取る。
❹ 高齢者のペースに合わせて話を聞く。

解答・解説

❶ ×高齢の認知症患者に対して，何度も聞き返すことは患者に負担を与える可能性があるので不適切である。
❷ ○｜家族から得られた患者の生育史や生活に関する情報を活用することは有意義
❸ ○｜である。それらをもとに患者のペースにあわせ，本人の特徴・癖を確認し，言
❹ ○｜語化を助けながら話を聞いていくことが大切である。

☐ 認知症のある老人の現実感覚を促す援助で**適切でない**のはどれか。88-A111
❶ 部屋の模様換えをする。
❷ カレンダーを置く。
❸ 家族の写真を置く。
❹ 季節の花を飾る。

解答・解説

❶ ×認知症の記憶障害では変化するものほど忘れやすいという特徴があるので，変化させないようにパターン化して教えたり覚えさせることが重要である。
❷ ○日付については，日，月，年という順で，変化が多いものほど忘れやすい。そのため，部屋にカレンダーを置くことは適切である。
❸ ○本人にとって以前から慣れ親しんでいる身近な家族の写真や衣服など，また，日常生活で習慣的になって身についている活動は現実感覚を促す。
❹ ○閉じこもりがちな生活に陥り，季節の変化を感じる機会が少なくなる可能性があるので有意義である。

☐ 認知症の中核症状はどれか。105-A16
1 幻　聴
2 抑うつ
3 希死念慮
4 見当識障害

解答・解説

1 × ┐ 幻聴や抑うつ，希死念慮は，認知症状（中核症状）ではなく中核症状の背景と
2 × ├ して生じる行動・心理症状〈BPSD：Behavioral and Psychological Symptoms
3 × ┘ of Dementia〉（周辺症状）である。特にレビー小体型認知症は，幻視・幻覚・幻聴，妄想，うつ症状が出現する。うつ症状により"いっそ死んでしまおうか"という生を悲観する希死念慮にまで発展する可能性もある。
4 ○ 見当識障害は，認知症初期からみられる症状で，中核をなす永続的な中核症状である。その他の症状として判断力低下，失語・失行・失認なども中核症状である。

☐ Aさん（88歳，女性）は，中等度の認知症である。介護老人保健施設の短期入所〈ショートステイ〉を利用している。Aさんに入浴を勧めるとAさんは「風呂なんて嫌だ」と強い口調で言い，理由を聞いても話さない。
このときの看護師の対応で最も適切なのはどれか。104-A56
1 全身清拭する。
2 入浴の必要性を説明する。
3 石けんとタオルを見せる。
4 気持ちが落ち着いてから再び入浴を勧める。

解答・解説

1 × 中等度の認知症は自分で身体を洗うことはできる。過度な援助は認知機能の低下を早めることにつながる。
2 × 認知機能が低下することで，身体の汚れに対して無関心になり，入浴の必要性が理解できない場合がある。
3 × アルツハイマー型では記憶が障害されるので，石けんとタオルの意味およびその使い方が理解できないことも考えられる。
4 ○ 短期入所で看護師となじみの関係に感じられていないことも考えられるので，落ち着いた雰囲気の中で再び勧めることが適切である。

認知症

既出問題チェック　状況設定問題

76歳の男性。3年前にアルツハイマー型認知症と診断された。最近になって，鍵や現金の置き場所を忘れて泥棒が入ったという訴えや，妻がいないときに1人で外出し帰宅できずに警察に保護されることが頻繁になった。そのため精神科に入院した。入院してからも昼食直後に「食事を食べていない」と訴える。また盛夏であるにもかかわらず季節を尋ねると「冬」と言う。

☑ この男性に認められる精神症状はどれか。**2つ選べ**。92-P31
1 記銘力障害
2 行為障害
3 感情障害
4 見当識障害

☑ 今日も昼食直後「食事を食べていない」と言ってきた。対応として適切なのはどれか。92-P32
5 「今，昼食でカレーとサラダを食べたところですよ」
6 「では，おやつの準備をします」
7 「昼食の用意ができるまでお話をしましょう」
8 「昼食は食べ終わりましたが，お忘れですか」

☑ 入院2週後，夜間の徘徊が始まった。対応として適切なのはどれか。92-P33
9 「夜だから休んでください」と臥床を促す。
10 「客間に行きましょう」と個室に誘導して施錠する。
11 「夜歩くのは他の人に迷惑になります」と帰室を促す。
12 しばらく一緒に歩き「着きましたよ」と臥床を促す。

解答・解説

1 ○「置き場所を忘れる」ことや,「食事を食べていない」という言動から記銘力障害が考えられる。

2 ×行為障害とは,法的には非行と定義されるもので,具体的には残虐な行為や強盗,脅迫,暴力などがある。主に,児童・思春期,青年期にみられる。

3 ×「感情障害」は,感情の高揚ないし低下を主症状とする従来の躁うつ病などを総称して用いられた。なお,最近では「気分障害」という名称が使われる。

4 ○「帰宅できずに」迷子になることや,「季節」を認識できないことから,見当識障害が考えられる。

----

5 ×患者の発言を否定することにより,困惑や興奮,不穏を招く可能性がある。記憶の障害や,見当識障害がみられる患者に対しては不適切である。

6 ×食事のことで訴えている患者に対して,「おやつの準備」で話題を変えてしまうことは不適切である。

7 ○食事に関する患者のこだわりを弱め,周囲の状況に関心を向けるなどの現実的な方向づけを行うことが望ましい。

8 ×**5**の解説を参照。

----

9 ×
10 × } 睡眠リズムの乱れや夜間せん妄などにより夜間の徘徊が始まったと考えられる。臥床や個室への誘導,帰室を促すことは,患者にとっては納得のいくものとは考えにくい。施錠することにより,患者は罰を与えられたと解釈することが考えられる。
11 ×

12 ○一般的な常識や病棟の規則などを前面に出して徘徊を即座に禁止するのではなく,患者の言動を受け入れながらともに行動したうえで,臥床を促すことが有効だと考えられる。

74歳の女性。3年前にアルツハイマー型認知症と診断された。数日前に介護老人保健施設に入所し，緊張した表情だが周りの人にきちんとあいさつをしていた。その夜はほとんど眠らず，朝になってウトウトしていた。着替えを促すと裏返しに重ね着をした。食事は箸を使って食べることができた。排泄は誘導がうまくいったときはトイレでできるが，後始末はできなかった。風呂で身体を洗うことはできなかった。風呂の帰り，他人の部屋に入り，立っていた。改訂版長谷川式簡易知能評価スケール〈HDS-R〉得点は10点。元来，生け花を趣味とし，料理が得意だった。

☐ この女性の認知症の程度はどれか。90-P28
1 軽　度
2 中等度
3 やや高度
4 非常に高度

☐ 下線部に象徴される症状はどれか。90-P29
5 失　行
6 見当識障害
7 逆行性健忘
8 関係妄想

☐ 3週が経過し，日中はボランティアの人々と生け花をしたり，ゲームをして笑顔や笑い声が出て，いろいろな人とおしゃべりをするようになってきた。夕方になると，人が変わったように落ち着かなくなり，「早く食事の支度をしなければ」と独り言を言いながら歩き回っている。
対応で**適切でない**のはどれか。90-P30
9 翌日からは日中の活動量を抑えるようにする。
10 夕食のテーブルの準備を手伝ってもらう。
11 一緒にお茶を飲みながら話を聞く。
12 「こちらで準備してるから心配しないで」と話す。

解答・解説

1 ×
2 ×
3 ○
4 ×
HDS-Rは，年齢や日付・場所の見当識，暗算，記銘などに関する設問項目で構成されている。30点満点で，20点以下のときには認知症の可能性が高いと判断される。認知症の判定は以下の通りである。16～19点：認知症の疑いあり，11～15点：中程度の認知症，5～10点：やや高度の認知症，0～4点：高度の認知症

5 × 指示されたことを理解し，認知障害がないにも関わらず，求められた運動を正しく遂行できない状態である。

6 ○ まちがえて他人の部屋に入る行為から，場所に関する意識，記憶，認知などの機能（空間的見当識）が障害されていると考えられる。

7 × 逆行性健忘では記憶の脱落が生じる。この女性の日常生活に注目すれば，記憶障害による問題ではないことがわかる。

8 × 関係妄想は，周囲の出来事をすべて自分に関係づけて，それらが自分に意味のあるものとする妄想である。

9 × 認知症高齢者への対応では，日常生活の基本を設定し規則正しい生活を維持することが大切であり，「落ち着かない」という理由で活動量を制限するのは不適切である。

10 ○
11 ○
12 ○
認知症高齢者が安心して生活できるためには，言葉かけや挨拶，または非言語的コミュニケーションによって感情の交流を図っていくことが重要である。

第4章 11 器質性精神障害
organic mental disorder

> **学習の要点**
> 脳の器質的な異常を基礎とした精神疾患です。外傷や脳の病変，感染症などが原因となり，見当識障害や記憶障害などの症状がみられます。

病態・症状

　器質性精神障害とは，**脳の器質的な異常を基礎とした精神疾患**である。頭部外傷，炎症性疾患，腫瘍，血管障害，新生物，感染症，老化，アルコールおよび薬物による損傷，先天性の形成不全などによって引き起こされる。統合失調症や気分障害，神経症などのように精神機能の変化のみの精神障害である機能性精神障害と対をなす概念である。

　基本的な症状は，見当識障害，記憶障害，知的機能障害，判断の障害，感情不安定などである。症状は多彩で脳障害が急激な場合は精神障害が主であり，慢性の場合は認知症や人格水準の低下が共通する症状としてあらわれる。基本となる疾患によって症状は異なってくるが，抑うつ状態や不安状態がみられる場合もある。これらは，脳の一時的な障害として，あるいは脳に二次性の器質的変化が起こって障害される場合とがあるが，この両者の区別がはっきりしないこともある。

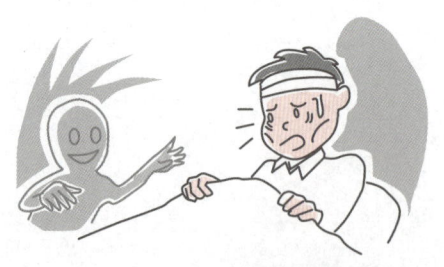

・頭部外傷後に幻覚があらわれる

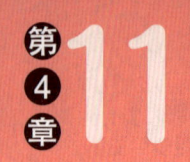

器質性精神障害

脳に急激な器質的変化が起こると，急性期には意識障害を代表とする可逆的な**急性器質性症状**があらわれる。意識障害は広範な脳の機能障害を基礎としており，意識の曇りや清明度が障害される意識混濁，意識野の障害である意識狭窄，幻覚などの病的現象が出現する意識変容，軽度の意識混濁を基盤にして多彩な精神症状を伴うせん妄などが出現する。

　例えば，頭部外傷では脳震盪や脳挫傷とともに，さまざまな精神症状や神経症状が出現する。また，脳腫瘍では脳局在部位の病変によってさまざまな症状が出るが，そのときの精神症状が，統合失調症や気分障害やてんかんなどに誤診される可能性もある。

　急性器質性症状を引き起こす原因となるものには，次のようなものがある。
　①外傷：事故などによる頭部外傷
　②脳の病変：脳腫瘍，硬膜下血腫など
　③感染症：HIV/AIDS，脳炎など
　④血管性疾患：くも膜下出血，脳血栓など
　⑤てんかん：精神運動発作，もうろう状態など
　⑥内分泌性疾患：甲状腺機能亢進，低血糖など
　⑦中毒性：アルコール，鎮静薬など
　⑧酸素欠乏症：一酸化炭素中毒，気管支炎など
　⑨ビタミン欠乏症：サイアミン欠乏，ニコチン酸欠乏など
　それ以外にも医療的な外科処置に伴うものや薬剤による精神症状がある。

　慢性器質性症状は，急性期症状が消退したあとに出現するもので非可逆的な精神症状である。**認知症**や健忘，性格変化，器質性幻覚症，器質性妄想症などのさまざまな精神症状があらわれる。性格の変化は行動パターンや態度の変化として周囲が気づくことがある。例えば，日常生活の中での興味や関心，意欲が低下したり，だらしない態度などである。集中力，持続力に欠けて，抽象的な思考が障害され無為自閉の生活が続くこともある。また，自己中心的な性格が前面に出てくる場合もある。

検査・診断

　脳の器質的な病変を主な原因とする疾患なので，それらを引き起こす**脳の炎症性疾患**や**変性疾患**，**血管障害**，**外傷**などを確認することが大切である。

　なお，精神疾患の診断・統計マニュアルには，DSM-Ⅲで器質性精神症候群としての診断基準が記載されていたが，DSM-Ⅳからそのようなカテゴリーはなくなった。

治療

　薬物を中心とする**対症療法**や，慢性期には**支持的精神療法**や**行動療法**などが行われる。

看護

　看護上の援助は，個々の患者の症状やセルフケアのレベルにあわせて行われる。急性期の意識障害や慢性期の認知症などによって失われがちな患者の**安全**や**栄養と水分の摂取**と**排泄の管理**，**休息と活動のバランス**の維持などに焦点をあてた基本的な日常生活上のケアが求められる。

器質性精神障害

既出問題チェック　一般問題

☑ 65歳の男性。脳炎後に些細なことで興奮するようになって入院した。翌日，午後のおやつを食べた直後に，患者は「おやつはどうしたんだ。俺のだけ隠しているだろう」と強い口調で言った。
対応で**誤っている**のはどれか。97-A147
1 「そんなに怒らないでください」
2 「何を食べることになっていましたか」
3 「おやつの時間には，いらしてましたよ」
4 「言いにきてくださってありがとうございます」

解答・解説

1 ×
2 ○
3 ○
4 ○

看護師の対応に疑いをもち怒っている患者に対して「そんなに怒らないでください」ということは，かえって怒りを助長する可能性もあり，不適切である。

☑ 疾患と確定診断に用いられる検査との組み合わせで最も適切なのはどれか。
105-A59
1 脳　炎 ──────────── 脳脊髄液検査
　encephalitis
2 パニック障害 ──────── 脳波検査
　panic disorder
3 特発性てんかん ────── 頭部 MRI
　idiopathic epilepsy
4 パーソナリティ障害 ──── 頭部 CT
　personality disorder

解答・解説

1 ○脳炎は，ウイルス性，細菌性の鑑別，病原体の特定などのために髄液検査が必要となる。鑑別診断のために頭部画像検査を行うが，確定診断目的での頭部画像検査は行わない。
2 ×パニック障害の確定診断は臨床症状から診断される。補助的に心理検査を用いる場合がある。
3 ×てんかんの診断には脳波検査が必要である。
4 ×パーソナリティ障害の確定診断は臨床症状から診断される。補助的に心理検査を用いる場合がある。

☐ 前頭葉の障害に伴う症状で正しいのはどれか。**2つ選べ**。104-P87
1 人格の変化
2 感覚性失語
3 自発性の欠乏
4 平衡機能障害
5 左右識別障害

> **解答・解説**

1 ○人格の変化によって，周囲に理解されにくい言動や，表面的には丁寧だが気持ちがこもっていないような態度がみられることがある。
2 ×感覚性失語は，言葉を話したり書いたりすることは可能であるが，言い間違いや意味不明の言葉が多く，また，他者の話を聞いても理解できないことが特徴である。感覚性言語中枢（ウェルニッケ中枢）は側頭葉にある。
3 ○自発性が欠乏することによって，自発語が低下したり，促しに対して動作が緩慢になるなどの言動がみられることがある。
4 ×平衡機能障害は，運動麻痺がないにも関わらず，立位や座位のときに体が回ったり，動いているように感じる障害であり，運動の遂行を安定して行えない状態である。
5 ×左右識別障害は，自己の身体や対象物の左右を識別することが障害された状態である。

第4章 12 症状性精神障害
symptoms of mental disorder

> **学習の要点**
> 脳以外の臓器疾患により脳が二次的に障害されて起こります。ICU症候群は，外科疾患に伴う精神障害として位置づけられます。

●症状性精神障害とは

症状性精神障害では，脳以外の臓器疾患のために脳が二次的に障害されて脳機能障害が起こって精神症状があらわれる。一般的には高熱を発する全身感染症，血管疾患，代謝性疾患，膠原病，内分泌障害，腎障害などの脳以外の身体疾患に基づく精神障害で，意識障害を中心とした共通の症状がみられる。例えば，せん妄，もうろう状態，幻覚，意識混濁や散乱思考がみられるアメンチアなどである。また，統合失調症のような症状や躁状態，うつ状態があらわれることもある。精神症状は一過性で持続することはまれであり，症状の増悪や軽減は基礎疾患の症状に並行するといわれる。

治療は，**基礎疾患の治療**が基本であり，対症療法的に精神症状に対する薬物療法が行われることがある。

ICU 症候群〈ICU syndrome〉

●病態・症状

ICU 症候群〈ICU syndrome〉は，症状性精神障害の中の外科疾患に伴う精神障害として位置づけられる。ICU症候群の厳密な定義は一定していないが，ICUという特殊な医療環境により引き起こされた一過性の精神症状だといえる。また，ICU症候群は手術侵襲による脳機能の変化に基づく症状精神病と，特異な治療環境からくる反応性の精神症状からなるともいわれる。患者はICU入室後の2，3日でせん妄状態などを出現させることがあり，それはICUから転室するまで続くが，回復後は後遺症を残さない。

原因としては，患者の**身体的要因**と，患者の**性格や心理的要因**，ICUの**物理的および心理的環境要因**の3つが複雑に絡みあっていると考えら

れる。

　身体的要因として考えられることは，患者は重症者が多く手術に直接起因する身体的な消耗があり，脳の器質性障害や心疾患による脳循環障害などによって生じるものである。このような脳機能障害が精神障害出現の要因となる。また，手術や原疾患に基づく疼痛なども精神障害の発生に関係するといわれる。

　患者の性格や心理的要因に関しては，ICUで治療を受ける患者の心理的状況が重要である。患者は著しい不安を示したり，抑うつ的になったり，また，生命に対する危険により深刻な死の恐怖を体験する可能性がある。

　環境要因としては，感覚遮断と睡眠遮断が重要である。患者は心電図などのモニターや人工呼吸器などを装着されて身動きができない状態にあり，ベッド上から視野の及ぶ範囲も制限される。聴覚刺激としては医療機器の単調な音が大部分で，視覚的には昼夜に関係なく部屋が明るくて時間に関する情報も乏しい状況にある。家族や医療スタッフとの会話は制限され，対人的接触は著しく制限されている。このように患者は治療のために絶えず覚醒された状態に置かれて，睡眠の中断，昼夜の生活リズムの崩れ，意識水準の低下や幻覚などを生じやすい状況にある。

●検査・診断

　ICU症候群に特有の検査や診断は明確ではない。ICU症候群の概念そのものが曖昧であり，ICUという空間でみられるすべての精神症状をICU症候群としているものまである。

●治　療

　ICUの環境を変えたり，家族らとの面会を増やしたり，十分な睡眠をとらせることがあげられる。また，対症療法的に向精神薬を使用することもある。

●看　護

　看護上の留意点としては，患者の術後管理と同時に，患者に影響を与える環境を工夫して患者の不安や緊張を和らげるような関わりが大切である。また，睡眠覚醒リズムの確保のための援助や，時間や場所や状況などを適宜に伝えて見当識を保つための関わりが重要である。

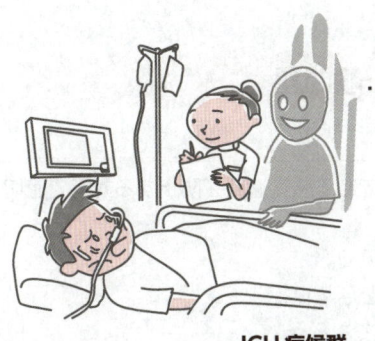

・特殊な医療環境により精神症状があらわれる

ICU症候群

症状性精神障害

既出問題チェック　一般問題

> ☐ ICU症候群の発症要因の1つである感覚遮断を防止する対策で適切なのはどれか。**2つ選べ。** 90-A77
> 1 患者から見える場所に時計を置く。
> 2 ICU入室中は継続的に睡眠薬を与薬する。
> 3 患者に入室前にICUを見学してもらう。
> 4 家族の面会を許可する。

解答・解説

1 ○時計や窓などを利用して，患者に昼夜の区別がわかるように配慮することが適切である。
2 ×昼夜の区別ができるような与薬方法の工夫が必要である。継続的に睡眠薬を与薬することは，感覚遮断を促進する。
3 ×患者の不安が増強することも考えられるため，一概に適切であるとはいえない。
4 ○できるだけ家族との面会時間を増やし，患者がリラックスできるような場を設定することが望ましい。

> ☐ 術後2日にICUから一般病棟に帰室した78歳の男性。多弁で興奮し，落ち着きがなかった。
> 看護師の対応で**適切でない**のはどれか。92-A113
> 1 日中は家族の面会を多くする。
> 2 チューブ類はしっかりと固定する。
> 3 ハサミ等の危険物は家族に預ける。
> 4 夜間は部屋を真っ暗にする。

解答・解説

1 ○患者の不安感や孤独感を取り除くために，家族の面会は有効であると考える。
2 ○
3 ○ ｝身の回りの安全を確保するための危険防止は重要である。
4 ×せん妄の出現が考えられるので，夜間の照明は睡眠の妨げにならない程度に明るさを保つべきである。

症状性精神障害

既出問題チェック　状況設定問題

　62歳の男性。仕事柄，海外への出張が多い。元来責任感が強く，家庭や会社での信頼も厚かった。東南アジアから10日前に帰国してから全身の倦怠感を訴えていた。本日，午後9時ごろ突如手の震えが出現し「昨年死んだはずの友人が部屋に来ている」と大声で叫びだしたため，家族に伴われて救急外来を受診した。体温36.5℃。脈拍72/分。血圧124/76 mmHg。眼球結膜に黄染が認められ，血液検査が実施された。

☐ 診察室ではうつろな表情で落ち着きがない様子であるが，興奮することはない。外来での対応で最も優先度が高いのはどれか。99-P118
1. 頭部CT
2. 腰椎穿刺
3. 隔離室への保護
4. 抗精神病薬の投与

☐ 患者は看護師に「自分は命を狙われている。助けてくれ」と話し始めた。対応で最も適切なのはどれか。99-P119
5. 「安静が必要なので，静かにしていて下さい」
6. 「あなたが命を狙われているはずがありません」
7. 「そうですね。窓の外に隠れている人がいるかもしれませんね」
8. 「もしそのようなことがあっても，私達がいますから安心して下さい」

☐ 血液検査で，総ビリルビン3.6 mg/dL，直接ビリルビン2.0 mg/dL，AST〈GOT〉3,500 IU/L，ALT〈GPT〉4,200 IU/L，ALP 470 IU/L，プロトロンビン活性〈PT%〉35%（基準80～120）が認められた。
最も考えられるのはどれか。99-P120
9. 統合失調症
10. 症状精神病
11. パニック障害
12. 身体表現性障害

解答・解説

1 ◯
2 ×
3 × フィジカルアセスメントでは，生死に関わる脳の検査は不可欠である。頭部CTは身体への侵襲が少なく，容易にできる安全な検査であり適切である。
4 ×

5 ×
6 × 患者は思考の障害や知覚の障害により，「自分が狙われている」という不安を現実に抱えている。その心情に共感した対応が患者に安心感を提供するので，
7 × 選択肢**8**が適切である。
8 ◯

9 ×
10 ◯ 症状精神病は，全身疾患または脳以外の身体疾患で起こる精神障害であり，肝疾患などの疾患から精神症状を起こすものである。検査結果は肝機能の異常
11 × を示しており，症状精神病だと考えられる。
12 ×

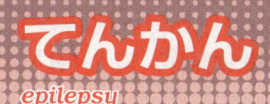

第4章 13 てんかん
epilepsy

> **学習の要点**
> 発作の種類により，意識喪失が伴うものと伴わないものがあります。過労や睡眠不足によって発作が起こりやすくなるので，睡眠と休息が重要です。

病態・症状

てんかんは，**部分発作**と**全般発作**に大別されている。

1．部分発作

部分発作は焦点発作・局所発作ともいわれ，発作は脳内の一部の病変から起き，脳波上は焦点性発作として認められる。初発する臨床症状および脳波変化が一側大脳半球の一部に限定された病変部から始まる発作である。意識喪失がないときには単純部分発作といい，意識喪失があるときには複雑部分発作という。

a．単純部分発作

意識障害をきたさないものを単純部分発作という。単純部分発作では一側半球に局所性のてんかん原性変化があり，その部位によって，①運動症状を示す発作，②身体感覚あるいは特殊感覚症状を伴う発作，③自律神経症状を伴う発作，④精神症状を伴う発作に分けられる。

①運動症状を示す発作：一側大脳半球運動領皮質にてんかん原焦点があり，反対側半身の一部分に限局して，数秒から数十秒の間代けいれん（骨格筋の不随意的な収縮と弛緩が急激で律動的に反復するけいれん）が起こる。また，特殊型であるジャクソン型発作では，焦点運動発作が身体の一部分に起こり，意識は消失して全般性の強い強直間代発作になる。

②身体感覚あるいは特殊感覚症状を伴う発作：外部からの刺激がないのに身体の一部にしびれ感や疼痛，異常知覚が発作性に起こるもので，持続時間は数秒ないし数分である。症状としては，ちらちらする光がみえるように感じたり視野が暗くなったりする視覚発作，音の聞こえが悪く

なったり異常な高音が聞こえたりする聴覚発作，苦さやすっぱさが発作性に出現する味覚発作などがある。

③自律神経症状を伴う発作：自律神経性の運動症状や感覚症状が数十秒以上から数分にわたってあらわれる。発作の症状としては，悪心，嘔吐，腹痛，尿失禁，頻脈，呼吸促進，顔面紅潮，発汗などがある。

④精神症状を伴う発作：意識は保たれながら大脳の高次機能障害が出現する。不安や失語，記憶障害，認知障害などの精神症状があらわれる。また，夢のような意識の中に突然，幻覚や錯覚があらわれることもある。患者は思い出すことができるので，発作後に訴えることができる。

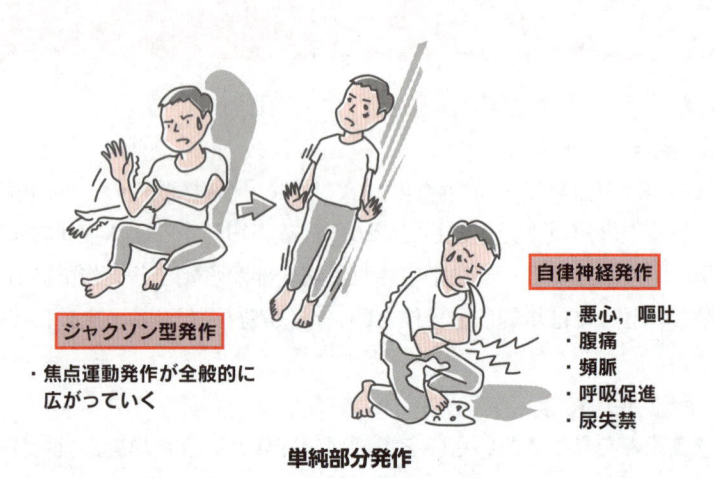

ジャクソン型発作
・焦点運動発作が全般的に広がっていく

自律神経発作
・悪心，嘔吐
・腹痛
・頻脈
・呼吸促進
・尿失禁

単純部分発作

b. 複雑部分発作

　意識障害をきたすものを複雑部分発作という。意識障害を伴い，その後に健忘を残すことが特徴である。最初に意識障害で始まるものと，最初は単純部分発作で始まりその後に意識障害が起こるものがある。意識障害で始まる発作には意識障害だけを示すものがあり，患者はそれまでの動作を停止してぼんやりした無反応の状態になる。意識障害に続いて自動症（意識混濁があってその場の状況にそぐわない目的のない異常な行動）が出現する場合がある。自動症では，舌なめずりなどをする食行動性自動症，不安などの表情が出現する表情性自動症，物を動かしたりする身ぶり自動症，歩き回る歩行性自動症，言葉を話しながらあとで覚えていない言語性自動症がある。患者は発作中に周囲の状況に反応できず，発作後には健忘を残す。

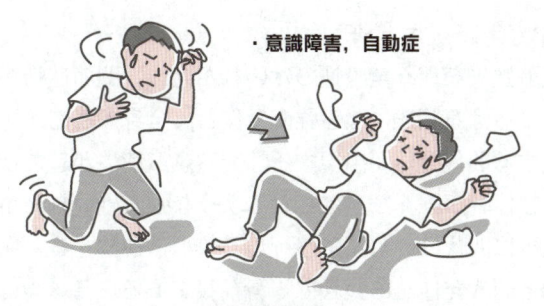

複雑部分発作

2. 全般発作

　全般発作は，臨床的に発作が全身左右対称性にみられるもので，脳波上は発作波が全域に対称性，同期性に出現し，意識は喪失する。最初から発作発射が両側半球全体に同時に出現する。

a. 欠神発作〈小発作〉

　突然の意識喪失をきたす発作で，けいれんはない。意識喪失だけを示すものと，意識喪失に自動症や間代けいれん，脱力自律神経症状などの随伴症状を伴うものとがある。定型的な欠神発作は，突然起こり突然回復し，数秒から数十秒の意識消失発作が起こる。患者はそれまで行っていた動作を急に停止し，持っているものを落としたりすることがある。放心状態のような表情になり，発作後は再び元の動作を続けることがあるので周囲の者は気づかない場合がある。定型的な欠神発作は5，6歳に発病し，欠神発作だけで経過することが多く，知能や性格の障害を起こすことも少なくて，20歳頃には自然に消失するといわれるが，逆に強直間代発作が続発する場合もみられる。

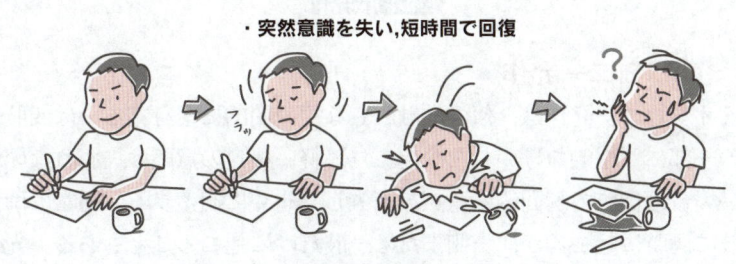

欠神発作〈小発作〉

第4章　精神科治療と看護

13　てんかん　163

b. 強直間代発作〈大発作〉

　突然の意識喪失を伴う全身性のけいれん発作。関節運動が障害されて全身の筋肉がつっぱる状態になる強直発作と，全身の筋肉が律動的な収縮と弛緩を反復する間代発作が出現する。突然意識消失が起こり，その後両側の四肢および体幹が強くひっぱられるような強直けいれんが数秒から数十秒続き，次第に間代けいれんに移行して数十秒持続する。症状の持続時間は強直発作と間代発作をあわせて1分前後である。その後は，数分間の昏睡状態または意識混濁状態が続く。その際には自動症があらわれる場合もある。患者はその後は眠り，睡眠から覚めると意識はほぼ回復するが，発作のことを全く記憶していなくて頭痛を訴えることがある。呼吸は発作開始とともに吸気状態で停止し発作終了とともに呼気が再開する。発作中は顔面にチアノーゼが起こり，舌や唇をかんだり尿失禁をすることがある。突然転倒して頭部を打撲したり火傷を負うことがある。発作発現の前駆症状としては，数時間から数日前に頭痛，不機嫌，易刺激性，抑うつなどが出現することがある。なお，発作が引き続く重積発作〈発作重積状態〉が起こると生命の危険を伴う。

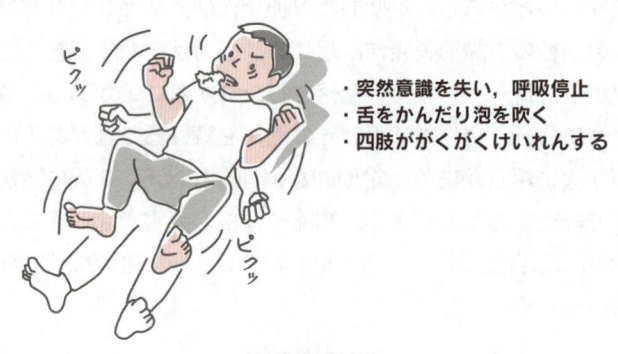

- 突然意識を失い，呼吸停止
- 舌をかんだり泡を吹く
- 四肢ががくがくけいれんする

強直間代発作

c. ミオクロニー発作

　ミオクロニー発作は，何の前触れもなく瞬間的に全身あるいは四肢や体幹の一部に電撃的なけいれんが起こり，軽い場合の意識は失われないが，強い場合は倒れて瞬間的に意識を消失し，すぐに回復する。通常は両側の四肢に同時に起こるが，一側または一肢だけに起こることもある。光刺激や開閉眼の繰り返しによって誘発されることがある。発病年齢は欠神発作

よりやや高く，思春期に発病して大多数は強直間代発作と合併する。

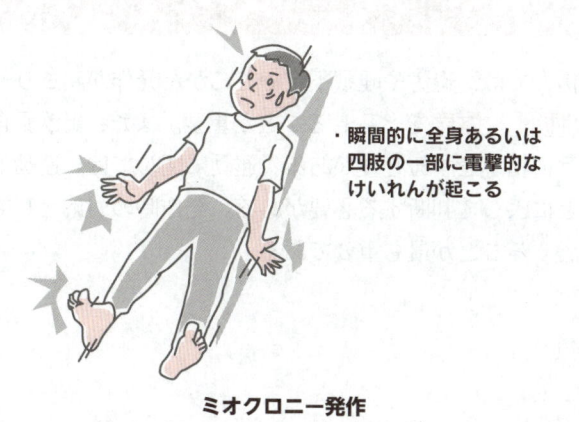

・瞬間的に全身あるいは四肢の一部に電撃的なけいれんが起こる

ミオクロニー発作

検査・診断

　脳波検査は，てんかんの本態である脳の神経細胞の過剰放電が発作波として反映されるので，必要不可欠な検査である。成人以降に発病したてんかんは，脳腫瘍や脳血管障害などの基礎疾患が存在するのでCTやMRIが必要になる。また，発作については，患者本人が覚えてないことがあるので，周囲の者からけいれん，意識障害，チアノーゼの有無，呼吸状態，発作回数や，疲労や飲酒などの誘因の有無などを確認する必要がある。

治療

　抗てんかん薬（バルビツール酸誘導体，ヒダントイン誘導体，ベンゾジアゼピン誘導体など）を主治医の指示通りに規則的に服用することが大切。発作を抑制するためには長期的に服用する必要がある。急に服薬を中断すると重積発作が起こる可能性があるので注意を要する。また，性格障害に関しては抗不安薬を処方する場合もある。

看護

　看護上の援助では，過労や睡眠不足でてんかん発作が起こりやすくなるので，**十分な睡眠と休息**をとらせることが重要である。また，暴飲暴食や多量飲酒も避けるように指導をする必要がある。運動に関しては，運動の種類や同伴者の有無などによって判断する必要がある。発作時の対応としては，患者を危険から保護することが最も重要である。

てんかん

既出問題チェック　一般問題

> ☐ 27歳の男性。会話をしていたところ話が急に数秒途切れ，再び話し始めた。本人も意識消失を自覚していた。顔面はやや蒼白になったが，呼吸の異常や発汗はなかった。
> 考えられるのはどれか。91-A148
> 1 てんかん発作
> 2 一過性脳虚血発作
> 3 解離性けいれん
> 4 不安発作

解答・解説

1 ○欠神発作だと考えられる。数秒から数十秒の意識消失発作で，患者はそれまで行っていた動作を急に停止するが，突然回復するのが特徴である。
2 ×短時間のうちに回復するが，虚血の部位により種々の神経症状（片麻痺，片側知覚障害など）が起こる。
3 ×ヒステリーの解離型では，意識あるいは人格の統合性が一次的に失われ，意識障害や自己同一性障害が出現するが，患者はそれを覚えておらず自覚もない。
4 ×自律神経の異常興奮による身体症状（心悸亢進，呼吸困難，発汗，嘔吐など）が出現するが，意識消失はみられない。

> ☐ 脳波検査が診断・治療に有用な疾患はどれか。98-A87
> 1 うつ病
> 2 てんかん
> 3 統合失調症
> 4 パーソナリティ障害

解答・解説

1 ×
2 ○
3 × 脳波検査はてんかんの診断補助として最も有用されている。
4 ×

> ☐ 適切でない組合せはどれか。87-A96
> **1** 統合失調症 ──────── 作為体験
> **2** うつ病 ──────── 罪業妄想
> **3** てんかん ──────── 自我障害
> **4** 外因性精神障害 ──── 意識障害

解答・解説

1 ○自分の考えが他人から干渉を受けたり，または支配されたりすると感じる自我意識の障害である。
2 ○家族や会社の同僚などに対して，「申し訳ない」「取り返しのつかない過ちを犯した」などのような罪業感を訴えることが多い。
3 ×自我障害とは，主に統合失調症にみられ，自我のまとまりの障害，自己の確かさの障害と考えることができる。
4 ○外因としては，頭部外傷，麻薬，アルコール，感染性疾患，代謝疾患などがあり，意識障害を生じる。

てんかん

既出問題チェック　状況設定問題

　A君（8歳，男児）は，携帯型電子ゲームやサッカーが好きである。A君は宿題をしているときに，突然意識を失い，10数秒持続する四肢の屈曲を伴うけいれんを起こした。その後，全身の筋肉の収縮と弛緩を繰り返すけいれんが10秒程度続き，A君の呼吸は停止しチアノーゼが認められた。けいれんが終了し呼吸は回復したが，意識障害が持続していたため病院に救急搬送された。

☐ A君の意識は徐々に回復したが，健忘が認められる。頭部CT検査で頭部外傷は認められなかった。A君は，てんかん_{epilepsy}の疑いで入院した。
　A君に対する検査で優先度が高いのはどれか。　104-P112
1 脳波検査
2 知能検査
3 人格検査
4 脳脊髄液検査

☐ 入院後1週。A君は同じ病室に入院している他の患児と話したり，漫画を読んだりしてベッド上で過ごしている。入院後は抗てんかん薬を服用し，発作はみられていない。
　このときのA君への指導内容で最も適切なのはどれか。　104-P113
5 1人で入浴する。
6 病棟の外を散歩する。
7 好きな携帯型電子ゲームで遊ぶ。
8 病棟レクリエーションへ参加する。

☐ 入院後1か月。A君の退院が決定した。
　A君の家族に対する説明として適切なのはどれか。**2つ選べ**。　104-P114
9 「今後サッカーは禁止です」
10 「十分な睡眠をとらせてください」
11 「規則正しい服薬が発作を予防します」
12 「発作時はタオルを口にかませてください」
13 「学校には病名を知らせる必要はないでしょう」

解答・解説

1 ○脳波検査は，てんかんの診断と治療に不可欠な検査であり，A君の検査で優先度は高い。

2 ×知能検査は，精神遅滞や認知症の対象者には有効である。てんかんでは知能の低下は生じることは少なく，A君の検査で優先度は低い。

3 ×人格検査は，パーソナリティ障害には有効である。

4 ×脳脊髄液検査は，中枢神経系の感染症の鑑別に多く実施される。発熱や頭痛は生じていないので優先度は低い。

---

5 ×入院1週目であり，抗てんかん薬の血中濃度が安定しているとは限らず，再度てんかん発作を起こす可能性がある。

6 ×まだてんかん発作を起こす可能性がある時期であり，意識消失や呼吸停止が出現する場合もある。

7 ×8歳児に適した入院指導が求められており，好きな電子ゲームで遊ぶように指導することは適切とはいえない。

8 ○発作も安定しており，8歳児に適した入院指導を提供する目的からも，病棟レクリエーションに参加を促す指導は適切である。病棟レクリエーションは，看護師の目の届く範囲で実施されるので，児の安全を守ることができる。

---

9 ×発作が安定していれば，可能な限りサッカーも許可すべきである。

10 ○てんかん発作はストレスが誘因となる場合もあるので，発作を予防する観点からも重要である。

11 ○抗てんかん薬の血中濃度を適切に維持することは発作の予防には欠かせない。

12 ×口腔内の保護（舌を噛み切らない）のためにタオルをかませるとの考えもあるが，窒息の可能性が高い。

13 ×てんかん発作を予防できず，発作時の対応にも支障が生じるため不適切である。家族の承諾を得て，担任や養護教諭との密な連携が図れる体制を整えることが重要となる。

第4章 14 心身症
psychosomatic disease

> **学習の要点**
> 身体疾患の発生や経過に心理社会的な要因が関与しています。その身体疾患は循環器系，呼吸器系，消化器系などさまざまです。

病態・症状

　心身症は独立疾患ではなく，身体疾患の中でその発生や経過に心理社会的要因が関与し，器質的あるいは機能的障害を認める病態を総称したものである。心理社会的要因は身体的要因とともに症状を作り出す一要因に過ぎず，身体症状の比重が大きく，特定の器官に固定化する傾向にある。思春期，青年期においては，片頭痛，過敏性腸症候群など機能的障害としての心身症が多く，成人期，老年期になると消化性潰瘍など器質的障害としての心身症が増加する傾向にある。なお，神経症性障害や気分障害など，他の精神障害に伴う身体症状は除外される。

　心身症全般に共通する性格傾向としては，過剰適応傾向，受け身的態度，ストレス・コーピングのまずさがあげられる。また，自分の感情や葛藤を自覚しにくく行動や身体症状にあらわす特徴（失感情言語症，アレキシサイミア alexithymia）と，それに関連して身体感覚の鈍さがあるといわれている。さらに，症状が出現する領域ごとにも特徴的な性格傾向がみられる。すなわち，**循環器系**（心臓血管障害など）では怒りを抑制しようとするときに症状が出現しやすい，**呼吸器系**（喘息発作など）では保護されたい欲求を抱く人に多い，**消化器系**（消化性潰瘍など）では精力的で自信に満ちている人が抑圧された依存欲求により自己イメージが揺らいだときに発症しやすい，といった傾向である。

領域	心身医学の対象になりやすい身体疾患
循環器系	冠動脈疾患（狭心症，心筋梗塞），本態性高血圧，本態性低血圧，レイノー病など
呼吸器系	気管支喘息，過換気症候群，神経性咳嗽，咽頭けいれん，慢性閉塞性肺疾患など
消化器系	胃・十二指腸潰瘍，急性胃腸粘膜病変，慢性胃炎，過敏性腸症候群，潰瘍性大腸炎，胆道ジスキネジー，慢性肝炎，慢性膵炎，びまん性食道けいれん，食道アカラシアなど
内分泌・代謝系	神経性食思〈欲〉不振症，過食症，Pseudo-Bartter症候群，愛情遮断性小人症，甲状腺機能亢進症，心因性多飲症，単純性肥満症，糖尿病，腎性糖尿，反応性低血糖など
神経・筋肉系	筋収縮性頭痛，片頭痛，痙性斜頸，書痙，眼瞼けいれん，チックなど
小児科領域	気管支喘息，過換気症候群，消化性潰瘍，過敏性腸症候群，反復性腹痛，神経性食思〈欲〉不振症，過食症，周期性嘔吐症，起立性調節障害，バセドウ病，糖尿病，愛情遮断性小人症，肥満症，アトピー性皮膚炎，円形脱毛症など
皮膚科領域	慢性じんましん，アトピー性皮膚炎，円形脱毛症，汎発性脱毛症，多汗症，接触性皮膚炎，日光皮膚炎，湿疹，皮膚瘙痒症，血管神経性浮腫，尋常性白斑，扁平および尋常性疣贅など
外科領域	腹部手術後愁訴，頻回手術症，形成術後神経症など
整形外科領域	関節リウマチ，結合織炎，腰痛症，多発関節痛，頸腕症候群，外傷性頸部症候群，痛風など
泌尿・生殖器系	遊走腎，前立腺症，尿道症候群など
産婦人科領域	更年期障害，機能性子宮出血，月経痛，月経前症候群，月経異常，続発性無月経，卵巣欠落症候群，卵巣機能低下，老人性腟症，慢性付属器炎，れん縮性パラメトロパティー，骨盤うっ血，不妊症，外陰潰瘍，外陰瘙痒症，性交痛，性交不能，腟痛，外陰部痛，帯下，不感症，腟けいれん，流産，早産，妊娠悪阻，微弱陣痛，過強陣痛，産痛，軟産道強靱，乳汁分泌不全など
眼科領域	中心性漿液性脈絡網膜症，原発性緑内障，飛蚊症など
耳鼻咽喉科領域	眩暈症，アレルギー性鼻炎，慢性副鼻腔炎，口内炎，嗄声など
歯科・口腔外科領域	顎関節症，牙関緊急症，口腔乾燥症，三叉神経痛，舌咽神経痛，アフタ性口内炎，更年期性口内炎，咽頭過敏症，頻回手術症など

（日本心身医学教育研修委員会編：心身医学の新しい診療指針．心身医学 31：537-539，1991 より部分抜粋，一部改変）

アレルギー性鼻炎　　頸腕症候群　　　　　片頭痛
慢性副鼻腔炎　　　　甲状腺機能亢進症　　眩暈症
　　　　　　　　　　　顎関節症
　　　　　　　　　　　　　　　　　　　　狭心症
　　　　　　　　　　　　　　　　　　　　喘息

　　　　　　　　　　　　　　　　　胃・十二指腸潰瘍
　　　　　　　　　　　　　　　　　過敏性腸症候群

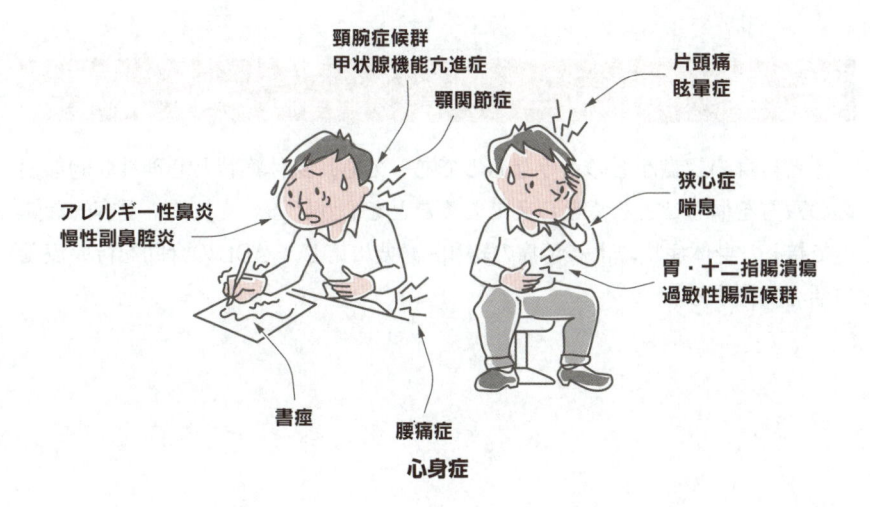

　　　　　書痙　　腰痛症
　　　　　　　　　心身症

検査・診断

　病歴，現病歴，検査所見に基づいた**身体面の状態像**と，生活史，心理検査，行動観察，周囲からの情報による**心理社会的な状態像**をあわせて確定する。

治　療

　一般内科などによる**身体療法**と並行し，抗不安薬，抗うつ薬，睡眠薬による**薬物療法，各種精神療法**を行う。用いられる精神療法は，自律訓練法，行動療法，交流分析，家族療法，バイオフィードバック療法，カウンセリング，森田療法などがあげられる。また，再発予防として，生活環境や家族関係の調整，ストレスに対する対処が柔軟にとれるような生活様式の工夫が重要になる。

14　心身症　　173

看　護

　患者自身の認識がどのようなものであっても，身体症状と心理社会的な要因の双方を偏ることなくとらえておくことを心がける。支持的，受容的な態度で接し，身体症状による苦痛の緩和，必要に応じて ADL の介助を行い療養生活を支援する。

心身症

既出問題チェック　一般問題

> ☐ 心身症でないのはどれか。86-A106
> 1 本態性高血圧症
> 2 メニエール病
> 3 再発性アフタ性口内炎
> 4 特発性血小板減少性紫斑病

解答・解説

1 ◯ ┐
2 ◯ ├ いずれも心身医学の対象となる疾患である。
3 ◯ ┘
4 ✕ 免疫学的機序により血小板が減少し，皮膚や粘膜などに出血傾向があらわれる疾患である。

> ☐ 心身症について誤っているのはどれか。84-A110
> 1 心理的ストレスが主要因である。
> 2 身体的症状を訴える。
> 3 過度の感情表出がみられる。
> 4 多面的アプローチが必要である。

解答・解説

1 ◯ ┐ 心身症は，身体疾患の中でも心理社会的要因が発病や経過に大きく関与して
2 ◯ ┘ いるものである。
3 ✕ 患者はむしろ，感情や葛藤に無自覚で言語化が困難な傾向（アレキシサイミア）にある。
4 ◯ 身体症状の治療，向精神薬による薬物療法，精神療法，環境調整が行われる。

心身症

既出問題チェック　状況設定問題

38歳の女性。夫と9歳の子どもとの3人暮らし。性格は真面目である。昨年4月に支社の経理係長から本社の営業課長へ昇進し，夫，子どもと共に転居した。転居直後は新居の片付けや子どもの学校の編入などに奔走した。仕事が忙しく，帰宅は毎日夜9時を過ぎ，休日にも出勤した。7月ころから持続する上腹部痛を自覚したが，夏期休暇中には消失した。しかし，仕事を再開した途端，上腹部痛が再発し，取引先とのトラブルがあるたびに項部や肩のこりがひどくなり口唇ヘルペスもできたため受診した。食事は3食とっており，体重減少はみられない。H_2受容体遮断薬が処方されたが，痛みがなくなると服薬を中断しては再発を繰り返している。今年の1月，家事を手伝ってもらうために田舎の母親に来てもらった。また，職場の配置換えの希望を申し出た。5年前から帰宅後すぐにビール大瓶2本を飲む習慣がある。

☐ この状況で考えにくいのはどれか。89-P22
1 血圧の低下
2 血糖値の上昇
3 胃粘膜の潰瘍
4 免疫機能の低下

☐ ストレス対処の考え方に基づくと，これらの身体症状を引き起こしている主な原因はどれか。89-P23
5 真面目な性格
6 転居に伴う諸調整
7 仕事の内容
8 飲酒習慣

☐ R.S.ラザルスが提唱する問題中心の対処行動はどれか。89-P24
9 田舎の母親に家事を委ねた。
10 帰宅後すぐにビールを飲む。
11 休日も出勤し仕事を片付けた。
12 職場の配置換えの希望を申し出た。

解答・解説

1 ×身体症状の出現に先行して心理社会的なストレスがみられ心身症と考えられる。低血圧は心身症に含まれる場合があるが，血圧低下を思わせる内容はここからは読みとれない。
2 ○食事を摂っているうえにビール大瓶2本はエネルギー摂取量としては過剰であり，糖代謝に支障をきたしている可能性がある。
3 ○胃潰瘍は心身症の中でも代表的な疾患である。仕事再開に伴う上腹部痛，H_2受容体遮断薬が処方されていることから胃潰瘍の発症が考えられる。
4 ○免疫機能はストレスと密接な関係にある。口唇ヘルペスはストレスによる免疫機能低下の結果と考えられる。

5 ×心身症を発症する人にみられる性格傾向として真面目さがあげられるが，あくまで素地であり，性格そのものが原因となることはない。
6 ×このことが仕事に対する許容量を狭めた可能性はあるが，症状はあくまで仕事と連動して起こっている。
7 ○昇進して仕事の内容が変わって以降に症状が出現しており，これが原因と考えられる。
8 ×飲酒習慣は，むしろ本人なりのストレス回避の手段である。

9 ×
10 ×　問題中心の対処行動とは，問題の原因を探し，実際に問題を解決するために行
11 ×　動を起こしたり変化を起こさせようとするものである。本事例の場合，昇進に
12 ○　伴う仕事の内容の変化が発症の主原因であり，その変更を申し出ることはまさに問題中心の対処行動である。

29歳の男性。会社員。自宅で両親と同居。家族関係は良い。3か月前に業務が変わり、残業が増えた。1か月前から「仕事がつらい」と言うようになった。その頃から、胃部不快、食欲不振、全身倦怠感、不眠が出現した。内科を受診したところ、精神科の受診も勧められた。精神科では抗不安薬と睡眠薬とが処方された。内科で上部消化管内視鏡検査の予約をして帰宅したが、3日後「症状が良くならないし、どうしたらよいかわからない。考えると息が苦しくなって座り込んでしまう」と訴えて再受診し、精神科病院の開放病棟に任意入院した。

☐ 患者は、心配そうな表情で「どうしたらいいんだろう」と看護師に訴えた。
患者の訴えで最も強い苦痛はどれか。96-P82
1. 腹痛
2. 不安
3. 不眠
4. 拒食

☐ 内視鏡検査の結果、十二指腸潰瘍と診断された。
患者の状態はどれか。96-P83
5. 心身症
6. 常同症
7. 摂食障害
8. 行為障害

☐ 入院5日、患者は「だいぶ調子が良くなりました。退院したら生活変えなくちゃいけませんよね。何を変えたらいいでしょう」と看護師に質問した。
最も適切な対応はどれか。96-P84
9. 「寝具について考えましょう」
10. 「転居について考えましょう」
11. 「適度な仕事量について考えましょう」
12. 「食事量を増やすことを考えましょう」

解答・解説

1 ×
2 ○
3 ×
4 ×

「考えると息が苦しくなって座り込んでしまう」という入院前の訴えや，看護師に心配そうな表情で訴えていることから不安が最も強い苦痛だと考えられる。

5 ○
6 ×
7 ×
8 ×

心身症は身体疾患の中でその発症や経過に心理社会的因子が密接に関与し，器質的ないし機能的障害が認められる病態をいう。この患者は，心身のストレスなどにより胃酸やペプシンなどの消化液が過剰に働き十二指腸潰瘍を生じたと考えられる。

9 ×
10 ×
11 ○
12 ×

会社での業務が変わり，残業が増えたことが発病のきっかけであると推察できるので，仕事の量と質について考えていくことが適切である。

第4章 15 小児精神疾患
childhood mental illness

> **学習の要点**
> 代表的なものは，精神遅滞，自閉症，多動性障害です。共通するのは小児期に診断されることと，成長発達のための支援が重要であることです。

精神遅滞〈mental retardation〉

●病態・症状
　精神遅滞は，①精神の発達停止，発達不全の状態で**知能指数IQ〈intelligence quotient〉**が70以下であり，②適応行動の水準が年齢より明らかに低い場合に診断される。環境要因や成長の過程で問題行動や精神障害の発症をみることがある。人口の約1％，男女比は1.5：1と男児に多くみられ，IQの値により4段階に分類される。

　精神遅滞の原因は，胎生期から児童期までの中枢神経に影響を及ぼす遺伝性，非遺伝性の疾患，外傷によるもの，家庭や社会環境によるものなどさまざまであるが，全体の30〜40％は原因が特定できない。

　代表的な疾患としては，先天性代謝異常の**フェニルケトン尿症**，常染色体異常の**ダウン症候群**，性染色体異常による**クラインフェルター症候群**，**ターナー症候群**がある。

●検査・診断
　精神遅滞の程度の判定としてIQ，原因の特定には，家族歴・既往歴の調査，全身の機能，形成異常の有無，神経画像診断，尿，血液，その他の体液の検査，脳波検査が必要である。

●治療
　代謝異常や内分泌異常の一部では，早期発見，予防が可能であるが，その他の場合は治療法がなく，教育，福祉の分野と連携した**成長発達支援**により適応を高める。

精神遅滞の段階	状態像
軽度精神遅滞 (IQ69〜50)	言語の習得に遅れがあるものの，日常生活の会話ができる。ADLは自立している。学業に困難があり，読み書きに問題のある場合が多い。精神遅滞全体の85%を占める。到達精神年齢は9〜12歳未満程度である。
中等度精神遅滞 (IQ49〜35)	言語の理解と使用，身の回りのことや運動能力の発達が遅れる。読み書きと数を数える基本技能を身につけることは可能である。言語の発達は単純な会話に参加できるレベルから基本的な欲求を伝えるレベルまでさまざまある。多くの場合，器質的病因が明らかである。到達精神年齢は6〜9歳未満程度である。
重度精神遅滞 (IQ34〜20)	中等度精神遅滞と類似しているが，運動障害や視覚障害，聴覚障害などの合併を有する。到達精神年齢は3〜6歳未満程度である。
最重度精神遅滞 (IQ20未満)	言語を理解する能力，運動能力ともに著しく制限されている。到達精神年齢は3歳未満程度である。

●看 護

　その子ども**特有のコミュニケーションの方法**を理解し，障害，発達の程度に応じて日常生活全般の介助を行う。また，身体症状や苦痛が表現されにくいため，異変を見落とすことのないよう密に観察する。適応困難から逸脱行動，情緒不安定に至ることもあるので，適度に保護的な関わりを心がける。**両親，きょうだいに対する心理的支援**も重要である。

自閉症〈autism〉

●病態・症状

　社会性の障害，言語発達の障害，限局した反復的な行動を特徴とする**発達障害**であり，**知覚，認知などの脳機能障害**によるものと考えられている。有病率は1,000人に約1例であり，男女比では，3〜4：1と男児に多く，脳波異常やてんかん，精神遅滞の合併をみることがある。社会的な障害として，視線をあわさない，抱かれやすい体勢をとらない，呼名に反応しないなど愛着行動の欠如があるために，養育者との関係が築かれにくく，発達支援が受けられずに二次的な障害をきたす可能性がある。言語の発達は遅く，反響言語や人称の逆転，疑問文による要求など特徴的な様式がみられ，他者との意思の疎通が困難となる。変化に弱く生活パターンは単調で興味や関心が広がらず，特有の常同行為がみられ，外的刺激により乱されると強固な抵抗やパニックに至る場合もある。

● **検査・診断**

前述の症状が **3歳以前にあらわれた場合** に診断される。

● **治　療**

早期療育が重要となる。養育者との関係の改善，教育，福祉の分野と連携しての **総合的な発達支援** を行う。

● **看　護**

その子どもの介入に対する耐性を見極めたうえで，**対人関係の改善** に向けて働きかける。

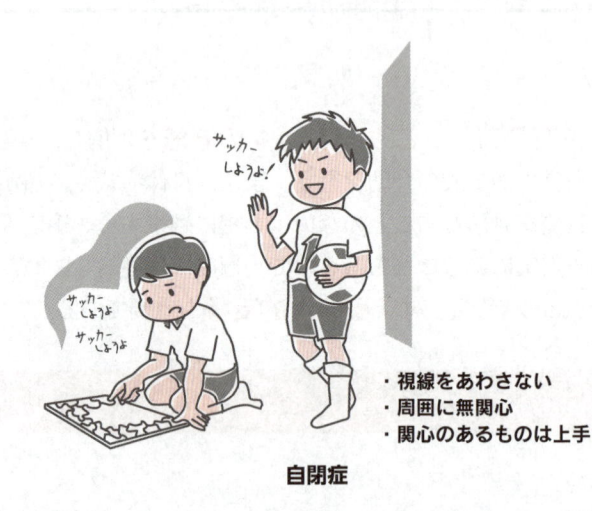

・視線をあわさない
・周囲に無関心
・関心のあるものは上手

自閉症

● **広汎性発達障害**〈*pervasive developmental disorder*〉

発達障害の中でもコミュニケーションや対人関係を苦手とするものの総称であり，主に自閉症とアスペルガー症候群に分類される。コミュニケーションや対人関係の障害のほかにも，パターン化した行動やこだわりがみられる。自閉症は，言語発達や知的能力の遅れを伴うため，3歳くらいから周囲の人も気づくようになるが，アスペルガー症候群の場合は，言語発達の遅れが目立たないため，大人になってから診断されることも多い。

● **アスペルガー症候群**〈*Asperger's syndrome*〉

広い意味での自閉症に含まれる。言葉の発達の遅れはみられないという意味で，高次機能自閉症と呼ばれることもある。コミュニケーションの障害として，通常の会話の比喩や冗談，皮肉を理解することができない，慣習的な

ルールや場の雰囲気がわからないなどの特徴がある。また，関心の対象が独特で，関心のあることには強く集中的に興味を示すなどの特徴がみられる。

多動性障害〈hyperactivity disorder〉

●病態・症状

　注意の障害，**多動**，**衝動性**の3つの症状を特徴とする障害であり，脳の微細な発達の問題が原因と考えられているが，特定されていない。学齢期の約3～5％，男女比では4～9：1と男児に多くみられる。**注意の障害**として，勉強や遊びの集中困難，じっと話を聞けない，すぐに注意がそれる傾向がある。**多動**とは，落ち着いて座っていられず，常に身体を動かしたり走り回ってしまう状態であり，そのために教室で授業を受けたり，集団行動をとることが困難になる。また，**衝動性**としては，待てなさ，考えなしの行動，怒りっぽさ，他者への攻撃がみられる。これらの障害ゆえに，学業不振，友人関係の保てなさ，頻繁に叱責や注意を受けることによって自尊感情が損なわれ，不安，劣等感，不達成感を強くもつことが少なくない。転帰については，成人期までに3分の1は症状が消失し，2分の1は症状をもちつつ社会適応が可能になり，残りは適応がよくないまま経過するといわれている。

●検査・診断

　前述の3症状が**7歳までに出現**し，社会適応上の問題がある場合に診断される。

●治療

　薬物療法として，**中枢刺激薬**（メチルフェニデート）が注意の障害と多動に対し半数以上に効果がある。また，外的刺激を緩和する，学校の教師など関係者が子どもの特性を理解して個別あるいは少人数で対応するなど**環境調整**を行う。子どもに対してはよいところを見つけほめる，達成感を高め自己コントロールを強める**認知行動療法**的な働きかけを行う。親への支援としては，育て方の問題ではないことを伝え，子どもの行動改善や自信を高める働きかけを促す。

●看護

　自尊心の回復に向けた援助を行う。また，薬物療法による症状のコントロール，副作用（不眠，食欲不振）の有無を観察する。

15　小児精神疾患

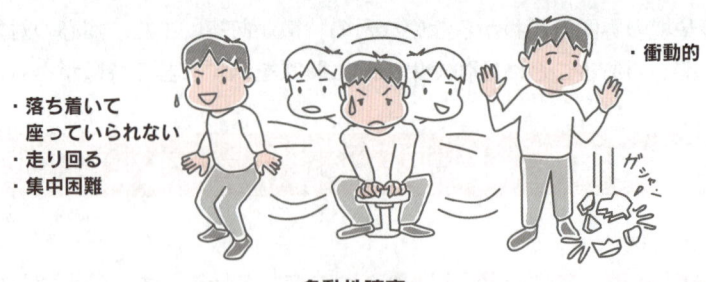

・落ち着いて座っていられない
・走り回る
・集中困難

・衝動的

多動性障害

チック〈tic〉

●病態・症状

　チックとは，不随意的，突発的，反復的，常道的な運動，あるいは発声であり，覚醒時に生じる。児童に多くみられ，男児に多い傾向にある。**心理的緊張**や**ストレス**が関与していると考えられているが，そのような心因のみならず，素因，多要因により起こるものもある。症状により，次のように分類される。

単純運動性チック	瞬き，首の急激な動き，肩すくめ，顔しかめなど
単純音声性チック	咳払い，吠える音，すする音，鼻を鳴らす，鼻をくんくんさせるなど
複雑運動性チック	自分を叩く，跳ねる，触る，臭いをかぐ，びくっとするなど
複雑音声性チック	状況にあわない特別の単語を繰り返す，汚言症（社会的に受け入れられない汚いあるいは卑猥な言葉を発する）

　また，経過別の分類として，4〜5歳に発症し1年未満に消失する**一過性チック障害**，1年以上続く**慢性運動性または音声チック障害**，さらに青年期に発症し，しばしば成人期まで続く，音声および多発性運動性の合併したチック障害（**ジル・ド・ラ・トゥレット症候群** Gilles de la Tourette syndrome）がある。一過性チック障害，慢性チック障害は神経質で過敏な子どもにストレスが加わったときに起こりやすく，トゥレット症候群は遺伝要因の関与が強いと考えられている。

●検査・診断

　状態像により診断する。

●治　療

　多くは一過性に経過し治療することなく消失するため，症状そのものをなくすことよりも子どもの精神状態の改善，安定を図る。トゥレット症候群の場合は，ハロペリドールによる薬物療法を行う。

●看　護

　治療方針に準じる。無理に症状を抑制させず，心身ともに安心できる環境を提供する。

小児精神疾患

既出問題チェック　一般問題

> ☐ 幼児期後半から学童期前半にかけて発症しやすいのはどれか。90-A125
> 1 チック
> 2 胃潰瘍
> 3 憤怒けいれん
> 4 過換気症候群

解答・解説

1 ○チックは4歳以前にはほとんどみられず，好発年齢は6～7歳である。
2 ×心理社会的な要因から胃潰瘍を発症する場合があるが（心身症），小児は心身が未分化なため全身的反応を示す場合が多く，固有の臓器に限局しての発症は起こりにくい。
3 ×泣き入りひきつけ，呼吸停止発作ともいう。欲求不満，怒りなど強い情動刺激により泣いた後，数秒の呼吸停止が起こる。ときに筋硬直，間代性けいれん，後弓反張を起こす。6か月から2歳頃に発症する。
4 ×パニック障害により出現する。神経症性障害全般の好発年齢は10歳代後半～30歳代，青年期後期から成人期である。

> ☐ Asperger〈アスペルガー〉症候群について正しいのはどれか。（改変）102-A53
> Asperger's syndrome
> 1 女性に多い。
> 2 出生時に診断される。
> 3 自我障害が特徴である。
> 4 知的能力の発達は保たれる。

解答・解説

1 ×アスペルガー症候群は男性の割合が多いといわれている。
2 ×以前は学童期以降または成人後に初めて診断を受ける者が多かったが，最近は幼児期に診断を受けるケースが増えたといわれている。
3 ×自我障害ではなく，対人関係の障害とパターン化した行動や興味，関心が偏るという特徴を有する。
4 ○知的発達に遅れのある者はほとんどおらず，基本的に言葉の発達の遅れはない

が日常生活においてコミュニケーションの障害や対人関係，社会性の障害がみられる。

> ☐ 広汎性発達障害に特徴的なのはどれか。101-A74
> pervasive developmental disorder
> ❶ 重篤な不安発作が繰り返される。
> ❷ ボディイメージ〈身体像〉の障害が認められる。
> ❸ 非言語的コミュニケーションが適切にとれない。
> ❹ 声にしていない自分の考えが周囲に伝わるように感じる。

解答・解説

❶ ×重篤な不安発作を特徴とする疾患は，パニック障害である。「死んでしまうのではないか」と思うくらいの激しい動悸や息苦しさなど，身体症状を伴う強い不安を経験する。

❷ ×ボディイメージの障害が生じるのは，摂食障害に分類される神経性無食欲症（拒食症）である。

❸ ○非言語的コミュニケーションとは，身振り，姿勢，表情，視線などを通じて情報をやりとりすることを指す。広汎性発達障害の場合，言語的・非言語的の両方で他者とのコミュニケーションを苦手としているのが特徴である。

❹ ×「思考伝播」と呼ばれるもので，統合失調症に特徴的な症状である。逆に，誰かが考えていることが声になって勝手に自分に伝わってくることもある。

第4章 16 身体療法

> **学習の要点**
> 心理面に働きかける精神療法との区別から，身体に対する物理的および化学的治療を身体療法と総称します。適応と禁忌，作用，副作用を確実に理解しましょう。

薬物療法

　中枢神経に作用して精神機能に影響を及ぼす薬剤全般を**向精神薬**と総称する。適応疾患に応じて，抗精神病薬，抗うつ薬，抗躁薬〈気分安定薬〉，抗不安薬，抗てんかん薬，睡眠薬，精神刺激薬，その他に分類される。1952年に**クロルプロマジン**の抗精神病作用が発見されて以来，薬物療法は精神科における中心的な治療手段となっている。経口服薬が中心であるが，急性期においては筋肉注射，静脈注射による与薬，また継続的な服薬が困難な場合は長期間効果が持続する**デポー剤（持効性抗精神病薬注射剤）の筋肉注射**が選択される。

　向精神薬の多くは，症状の改善，緩和のみならず安定維持，再発予防のために持続的，長期的な服薬が必要となるが，患者はしばしば病識の欠如，不快な副作用を伴うために服薬を中断したり，拒薬する場合がある。与薬の際には，効果，副作用の十分な説明，服薬に対する認識と気持ちの把握，確実な服薬の確認，症状の観察と副作用の早期発見に努め，患者が安心して自発的に服薬できるように支援する。

　向精神薬全般に多くみられる**副作用**としては，眠気，ふらつき，口渇，便秘，悪心，肝機能障害などがある。抗精神病薬に特有の副作用としては，ドパミン受容体遮断作用による錐体外路症状がある。短期使用により出現する症状として，**パーキンソニズム〈パーキンソン症候群〉**（四肢硬直，手指振戦，寡動，仮面様顔貌，小刻み前屈歩行），**アカシジア**（静座不能症，手足のムズムズ感，焦燥），**急性ジストニア**（筋の不随意収縮による頸部痙性捻転，舌の突出，四肢・体幹の捻転，眼球上転）がある。また，長期使

用によるものとして，**遅発性ジスキネジア**（口周辺，顔面，頸部の不随意運動），**遅発性ジストニア**（筋の不随意収縮による頸部，四肢・体幹の痙性捻転）がある。いずれも患者のQOLを損なう不快な症状であり，しばしば服薬中断のきっかけとなる。

さらに，抗精神病薬は重篤な副作用として，**悪性症候群**を引き起こすことがある。38℃以上の高熱，意識障害，自律神経症状，筋固縮，白血球増加，CK（クレアチンキナーゼ）値上昇などがみられ，急速に全身状態が悪化する。直ちに原因薬物を中止し，補液，拮抗薬の与薬を行い全身管理に努める。

	分類名（一般名）	作用	副作用
抗精神病薬	フェノチアジン系（クロルプロマジン），ブチロフェノン系（ハロペリドール），ベンザミド（スルピリド），非定型抗精神病薬※（リスペリドン，オランザピン）	抗幻覚妄想作用，鎮静作用	眠気，ふらつき，過鎮静，錐体外路症状，低血圧，頻脈，心電図異常，口渇，便秘，麻痺性イレウス，肝機能障害，食欲亢進，体重増加，乳汁分泌，性機能障害，日光過敏症，悪性症候群 ※錐体外路症状の出現は少ない
抗うつ薬	三環系，四環系，SSRI，SNRI，ベンザミド	うつ病治療作用，うつ病再発予防作用	口渇，便秘，尿閉，眠気，倦怠感，低血圧など
抗躁薬	炭酸リチウム，カルバマゼピン	躁病治療作用，双極性障害（躁うつ病）再発予防作用	中毒症状として振戦，運動失調，構音障害，意識障害など
抗不安薬	ベンゾジアゼピン系	抗不安作用，鎮静催眠作用，筋弛緩作用，抗けいれん作用	眠気，倦怠感，筋脱力，軽度の依存性，ときに中断により焦燥，不眠，知覚過敏，発汗，嘔吐
抗てんかん薬	フェニトイン，カルバマゼピン，フェノバルビタール，バルプロ酸ナトリウムなど	抗けいれん作用，てんかん発作予防作用	発疹，眠気，ふらつきなど，フェニトインにて歯肉過形成，顆粒球減少

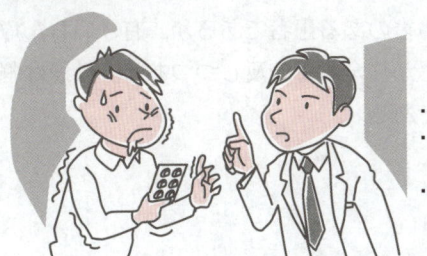

・アカシジア
・パーキンソンズム〈パーキンソン症候群〉
・急性ジストニア

副作用に関する患者の不安

16 身体療法 189

近年，副作用が少なく陰性症状の改善に効果のある抗精神病薬が開発され，旧来の薬剤との区別から**非定型抗精神病薬**と呼ばれ普及している。

電気けいれん療法・電気ショック療法/修正型電気けいれん療法

　頭部に通電し，脳内に発作性放電を起こすことで精神症状を改善する治療法。適応は主に統合失調症，**感情障害の精神運動興奮や昏迷**，また，**気分〈感情〉障害（うつ病）の昏迷**あるいは**強度の自殺念慮**などであり，服薬が困難であり早急に症状を改善しないと生命の消耗が予測される場合である。また，薬物療法で効果が得られない場合や，著明な副作用あるいは身体疾患などにより薬物療法が十分行えない場合にも選択される。なお，脳の器質性疾患，心疾患，骨関節疾患のある場合は禁忌となる。

　治療は，通常1日1回，数日間を1クールとして行う。方法は，静脈麻酔施行後，患者の前額の左右あるいは両こめかみに電極をあて，80～100ボルトの交流電流を数秒間通電し，けいれん発作を誘発する。その際，咬舌，顎・四肢関節の脱臼のおそれがあるので，下顎を固定し，四肢関節を軽くおさえるようにする。また，呼吸回復遅延に注意する。けいれん発作後，患者は10数分～1時間程度の後睡眠に移行するが，意識回復後ももうろう状態が続いたり，しばしば頭痛，逆行性健忘が起こるので，完全に覚醒するまで丁寧に観察し，そばに付き添うように心がける。

　近年，筋弛緩薬を用いて通電時のけいれんを抑制する修正型電気けいれん療法（m-ECT：modified electroconvulsive therapy，無けいれん電撃療法）が行われるようになった。全身麻酔管理下で筋弛緩薬を併用して実施され，運動性のけいれん発作は起こらない。麻酔科医の呼吸管理が必要である。適応は高齢者，骨折や関節に障害のある患者であるが，有けいれん療法に比べて患者の抵抗感が少ないことから全般に普及しつつある。禁忌は脳血管障害急性期や重篤な心疾患などである。

身体療法

既出問題チェック　一般問題

> ☐ 精神疾患と治療薬との組合せで正しいのはどれか。**2つ選べ**。94-A145
> **1** 神経症性障害 ―― リチウム
> **2** うつ病 ―――― 選択的セロトニン再取り込み阻害薬
> **3** 統合失調症 ―― 非定型抗精神病薬
> **4** 躁　病 ――― 中枢神経刺激薬

解答・解説

1 ×神経症の治療薬として使用されるのは抗不安薬や抗うつ薬であり、リチウムは抗躁薬として用いられる。
2 ○うつ病では、従来の抗うつ薬に加えて、選択的セロトニン再取り込み阻害薬〈SSRI〉が用いられるようになった。
3 ○非定型抗精神病薬は、従来の抗精神病薬と比較して陰性症状に効果があり、再発予防効果が高く副作用が弱いといわれている。
4 ×躁病の治療薬には炭酸リチウムがあり、中枢神経刺激薬はうつ状態、注意欠陥多動性障害などに使用される。

> ☐ 抗精神病薬を服用中の患者が「足がムズムズして座っていられない」と訴えた。考えられる副作用はどれか。94-A148, 88-A83
> **1** アカシジア
> **2** ジストニア
> **3** パーキンソン症候群
> **4** 遅発性ジスキネジア

解答・解説

1 ○静座不能症ともいう。選択肢**1**～**4**は、いずれも抗精神病薬の副作用である。
2 ×筋の不随意収縮によるもので急性（頸部捻転、舌の突出、四肢・体幹の捻転、眼球上転）と遅発性（頸部、四肢・体幹の捻転）とがある。
3 ×むしろ寡動となる。
4 ×抗精神病薬の長期服薬に伴い出現する。口周辺や顔面、頸部を中心とする不随意運動で、舌の突出、口のもぐもぐした動きがみられる。不可逆的である。

☑ 向精神薬服用を続けてきた患者。入院14日の与薬時に40.0℃の発熱と多量の発汗とがあった。
適切な対応はどれか。**2つ選べ**。92-A146
❶ 筋強剛の有無を確認する。
❷ 与薬後に床上安静を促す。
❸ 感冒と考え与薬を継続する。
❹ 与薬を中止し主治医に報告する。

解答・解説

❶ ○抗精神病薬による悪性症候群が考えられる。その場合，強い筋硬直がみられる。
❷ ×
❸ × ｝生命に危険が及ぶため直ちに服薬を中止する。
❹ ○

☑ ジアゼパム服用患者で注意するのはどれか。93-A144
❶ 転　倒
❷ 便　秘
❸ アカシジア（静座不能）
❹ 遅発性ジスキネジア

解答・解説

❶ ○副作用の眠気，ふらつき，めまいなどによる転倒の可能性があるので注意が必要である。
❷ ×便秘は抗精神病薬や抗うつ薬服用中の患者にみられる副作用である。
❸ ×抗精神病薬による急性の錐体外路症状である。下肢がムズムズすると訴え，焦燥感や不眠を伴うこともある。
❹ ×遅発性ジスキネジアは不随意運動であり，抗精神病薬を長期に服用している患者にみられる。精神的緊張で増強し，睡眠中は消失する。

> ☐ 無けいれん電撃療法を行うにあたり**誤っている**のはどれか。92-A141
> 1. 向精神薬の効果が少ない患者が適応となる。
> 2. 骨折予防の方策が必要である。
> 3. 術前12時間絶食し誤嚥を防止する。
> 4. 麻酔科医の立ち会いが必要である。

解答・解説

1. ○けいれんの有無に関わらず適応となる。
2. ×けいれんを抑制するので，むしろ骨折のある患者が適応となる。
3. ○嘔吐する場合があり，麻酔薬，筋弛緩薬の影響で誤嚥のおそれがある。
4. ○筋弛緩薬により呼吸筋が麻痺するので，麻酔科医による全身状態の管理を要する。

> ☐ 抗不安薬を服用開始直後の患者で最も注意するのはどれか。96-P144, 94-A144
> 1. 便　秘
> 2. 起立性低血圧
> 3. 静座不能（アカシジア）
> 4. 遅発性ジスキネジア

解答・解説

1. ×確かに悪心・嘔吐などの胃腸障害全般は副作用としてみられ，便秘になる場合もあるためまぎらわしい。しかし，通常便秘は2〜3日以上排便が行われないことをいうため，「直後」に気をつける観察項目とはいえないと判断する。
2. ○抗不安薬全般に副作用として起立性低血圧を予測し，観察する項目である。
3. ×静座不能（アカシジア）は主に抗精神病薬の服用により起こる副作用である。また個人差や服用量にもよるが，ある程度以上の服用期間を経てから（2, 3週間〜数か月）みられるものである。「足がムズムズする」など，じっとしていられない状態であり，焦燥感やいらいら感を伴うことも多いため，精神症状との鑑別が必要である。
4. ×遅発性ジスキネジアも抗精神病薬の服用により起こる副作用であるが，「遅発性」という言葉があらわすように，通常服用を続けて数年を経てみられる副作用である。主に口周辺をもごもごさせる不随意運動がみられる。

☐ 悪性症候群の症状はどれか。98-P78
1 徐　脈
2 便　秘
3 発　熱
4 過飲水

解答・解説

1 ×
2 ×
3 ○
4 ×

悪性症候群の発熱の特徴は，解熱剤に反応しない持続性の発熱であり，38℃前後の熱が12時間以上続き，徐々に上昇し，ときには40℃を超えることもある。

☐ Aさん（60歳，男性）は，統合失調症(schizophrenia)で20年前から抗精神病薬を服用している。常に口を動かしているため，何か食べていないか看護師が口の中を確認するが，何も口には入っていない。Aさんは「勝手に口と舌が動いてしまう」と言う。
Aさんに現れている症状はどれか。104-P79
1 被害妄想
2 作為体験
3 カタレプシー
4 遅発性ジスキネジア
5 静座不能〈アカシジア〉

解答・解説

1 ×被害妄想は，他者が自分に危害を加えるといった，誤った考えや意味づけに過剰な確信をもち訂正できない思考障害である。
2 ×作為体験〈させられ体験〉は自分の思考や行動が他人や外部の人に支配される，他人の意志で動かされるといった症状である。
3 ×カタレプシーは意志発動の低下と被暗示性の亢進のため，他から与えられた肢位や姿勢を蝋人形のようにとり続けることが特徴である。
4 ○抗精神病薬服用後，数年以上経過して出現する副作用である。口周辺や顔面頸部を中心とする不随意運動であり，舌を突出させたり，口をもごもご動かすことが特徴である。
5 ×静座不能〈アカシジア〉は抗精神病薬の短期服用で出現する副作用である。

☐ オランザピン〈非定型抗精神病薬〉内服中の患者で最も注意しなければならないのはどれか。99-A80
1 高血圧
2 高血糖
3 高尿酸血症
4 高アンモニア血症
5 高ナトリウム血症

解答・解説

1 ×
2 ○
3 ×
4 ×
5 ×

オランザピンで最もよくみられる副作用は，鎮静と体重増加および耐糖異常（糖尿病）である。糖尿病やその既往がある事例には処方が禁忌となっているので高血糖が最も注意すべき項目である。

☐ うつ病患者が SSRI（選択的セロトニン再取り込み阻害薬）の服用を開始した。観察が必要な症状はどれか。95-A148
1 瘙痒感
2 嘔気
3 口唇の不随意運動
4 徐脈

解答・解説

1 ×
2 ○
3 ×
4 ×

セロトニンは，脳内と消化器系に多い神経伝達物質であるため，消化器に関連した症状（悪心・嘔吐・食欲低下）を呈しやすい。

☐ SSRI〈選択的セロトニン再取り込み阻害薬〉による治療開始後20日が経過した外来患者から電話で問い合わせがあった。2日前から薬の処方量が増え，そのとおりに内服したところ，吐気が出現して困っていると訴えている。
外来看護師の対応で適切なのはどれか。99-A71
1.「心配する必要はありません」
2.「我慢して服薬を続けて下さい」
3.「外来を受診して医師に相談してみましょう」
4.「すぐに内服を止めしばらく様子をみて下さい」

解答・解説

1 ×
2 ×
3 ○　今後，吐気以外の副作用が出現する可能性もあるので，早急な医師への相談を勧めることが適切である。
4 ×

☐ 選択的セロトニン再取り込み阻害薬〈SSRI〉について正しいのはどれか。102-P50
1 パニック障害に対する効果はない。
2 抗コリン作用は三環系抗うつ薬よりも弱い。
3 うつ状態が改善したら直ちに使用を中止する。
4 抗うつ効果の評価は投与開始後3日以内に行う。

解答・解説

1 × SSRIはパニック障害や強迫性障害などさまざまな不安障害の治療薬として幅広く用いられている。
2 ○ 三環系抗うつ薬はうつ症状を軽減するなどの効果を発するが，同時に神経伝達物質の1つであるアセチルコリンがシナプス後部の受容体と結合することを阻害してしまう。これを抗コリン作用といい，アセチルコリンによって作動している神経が正しく機能しなくなった結果，便秘や口の渇きなどが副作用となって現れる。SSRIはこのような抗コリン作用は少ない。
3 × SSRIは急に服用を中止したり減量したりすると，めまい，頭痛，吐き気，手足の電撃感，感情不安定などの症状が出現することがあり，注意が必要である。
4 × SSRIの効果は1～2週間以上の時間がかかって確認できるため，3日以内の評価は意味がない。

☐ 電気けいれん療法の適応となるのはどれか。102-A55
1. 失見当識
2. 重症うつ病 depression
3. 悪性症候群 malignant syndrome
4. Parkinson〈パーキンソン〉病 Parkinson's disease

解答・解説

1. ×失見当識とは，時間，場所，人物などを認識する機能の障害された状態であり，電気けいれん療法は適応とならない。
2. ○抗うつ薬が無効な重症のうつ病に効果が示されている。
3. ×悪性症候群が発症した場合は直ちに抗精神病薬を中止し，補液とともに全身状態の管理を行う。
4. ×パーキンソン病の治療はL-ドパが著効であり，薬物療法が中心である。

☐ 向精神薬と副作用（有害事象）の組み合わせで正しいのはどれか。105-P58
1. 抗精神病薬――――――多　毛
2. 抗認知症薬――――――依存性
3. 抗てんかん薬―――――急性ジストニア
4. 抗うつ薬―――――――セロトニン症候群

解答・解説

1. ×ステロイドの副作用に多毛があるが，抗精神病薬では多毛は生じない。
2. ×ベンゾジアゼピン系（抗不安薬や一部の睡眠薬）やバルビツール酸系（抗てんかん薬や一部の睡眠薬）に依存性があるが，抗認知症薬には依存性はない。
3. ×抗てんかん薬は種類によって副作用がさまざまである。抗精神病薬にしばしば認められる抗ドパミン作用である急性ジストニアは副作用としては起こらない。
4. ○抗うつ薬はセロトニンやノルアドレナリンの効果で抗うつ作用を発現する。副作用としてセロトニン濃度上昇によって，不安，発熱，ふるえなどのセロトニン症候群が起こる場合がある。

身体療法

既出問題チェック　状況設定問題

35歳の男性。浪費と近所の人に対する暴力のため入院した。20歳代から精神科外来に通院し，気分安定（感情調整）薬が処方されているが，服薬を中断して入退院を繰り返している。入院には同意しているが，看護師に対して大声を出して威嚇し，足で蹴ろうとする。食事と水分は，この5日間ほとんど摂っていない。

☐ この時点の患者のアセスメントで正しいのはどれか。97-P85
1 躁状態
2 緘黙状態
3 せん妄状態
4 幻覚妄想状態

☐ 患者は服薬を勧める看護師に「おまえは俺を廃人にしようとしている。俺をだまそうとしてもそうはいかない」と激しく攻撃したため，患者に必要性を説明した上で抗精神病薬を点滴静脈内注射し，休息を確保することになった。
最も優先される観察項目はどれか。97-P86
5 排泄
6 体重
7 発熱
8 嘔気

☐ 入院後5週が経過し，患者は規則的に気分安定（感情調整）薬の内服を行うようになり，穏やかにスタッフや患者と会話ができるようになった。現在，朝と就寝前の2回，合計4種類の錠剤を自己管理で内服している。ある朝，担当看護師に「薬を飲むと口がピリピリする」と相談があった。
この時の対応で適切なのはどれか。97-P87
9 「薬をやめてみますか」
10 「主治医に言ってください」
11 「気にしない方がよいですよ」
12 「どの薬を飲むとそうなりますか」

> **解答・解説**

1 ○攻撃的言動を引き起こす疾患としては，統合失調症，躁状態，境界型パーソナリティ障害，てんかん，認知症などが考えられる。この事例では，浪費や気分安定薬を内服しているという情報から，躁状態と推測できる。躁状態に陥った人は感情高揚に精神運動性興奮，思考促迫などにより他者の迷惑を顧みない言動を数多くとるようになり，トラブルを起こしやすくなる。

2 ×緘黙状態とは，話しかけられても一言も発しない状態をいう。

3 ×せん妄状態とは，短時間にあらわれる意識の障害と認知の障害である。この事例では両者に関する情報は確認できない。

4 ×この事例では暴力や威嚇という他者への攻撃がみられているものの，それが，幻覚・妄想によるものかは設問の情報からは特定できない。

5 ×点滴により水分の補給もしていることから，排泄についての観察も重要ではあるが，最も優先される項目ではない。

6 ×ここ5日間食事，水分を摂っていないことから，体重も必要な観察項目ではあるが，最も優先される項目ではない。

7 ○問われているのは，抗精神病薬の副作用の観察項目についてである。躁状態で食事と水分が5日間ほとんど摂れていないこと，また睡眠も十分とれていないことが予測されることから，副作用としては悪性症候群に最も注意しなければならない。悪性症候群は，筋肉の硬直，38℃以上の発熱，意識障害，発汗，頻脈が起こるため，発熱は重要な観察項目である。

8 ×嘔気については，抗うつ薬や抗不安薬を内服した場合の副作用として起こることがある。抗うつ薬は神経終末のセロトニンを正常に近い状態に調整することによりうつを改善する。セロトニンは脳内と消化器系に多い神経伝達物質であるため，消化器に関連した症状（悪心，嘔吐，食欲低下）を呈しやすい。

9 ×情報収集をせずに，看護師の判断だけで服薬の中断を患者に提案することは不適切である。

10 ×患者の相談について専門職である看護師としての責任を果たしていない対応であり，不適切である。

11 ×患者が心配になり相談していることについて，情報を収集し判断することなく軽く受け流している対応であり，不適切である。

12 ○何が口腔内の問題に関連するか，患者にまず確認をしてみることは適切な対応である。

Aさん，46歳の男性。体型はやせ型。会社員で営業部門の担当である。最近になり帰宅後も仕事関係のメールのやり取りに追われ，深夜まで仕事をする日々が続いた。「体の疲れがとれず，寝つきが悪く，やっと眠っても2時間程度で目が覚めてしまう。眠らなくてはと思うが，起き上がってパソコンに向かってしまう。食事をしても味がせず，頑張って仕事をしても自分の存在が全く意味がないように感じる」と話す。体重が1か月で3kg減少したため，心配した妻に伴われ受診した。

☑ Aさんのアセスメントで正しいのはどれか。96-P85
1 躁状態
2 うつ状態
3 せん妄状態
4 幻覚・妄想状態

☑ Aさんに選択的セロトニン再取り込み阻害薬（SSRI）が処方された。妻は「このお薬は，ふつうはどれ位で効くのでしょうか」と看護師に質問した。
妻への説明で適切なのはどれか。96-P86
5 「3〜6時間で効果が現れます」
6 「12〜24時間で効果が現れます」
7 「1〜2週間で効果が現れます」
8 「1〜2か月で効果が現れます」

☑ Aさんが受診した翌日，会社の上司から「本人から受診したことを聞いたが，勤務体制を考える上で参考にしたいのでAさんの状態を教えてほしい」という電話があった。
電話を受けた看護師の対応で適切なのはどれか。96-P87
9 電話で状態を伝えた。
10 質問には答えられないと伝えた。
11 家族に直接尋ねるように伝えた。
12 担当医の許可を得ないと話せないと伝えた。

解答・解説

1 ×気分が高揚し，多弁，刺激を受けやすいため行動過多となる躁状態の病態像と，Aさんのようすは全く違っている。

2 ○うつ状態は睡眠障害で始まることが多い。気分は沈み込み，何をするのもおっくうで他人と関わることも避けるようになる。自分を価値のない人間であると思いがちで，ときには死を考えることもある。発症はストレスが大きな誘因であることが多い。このAさんの状態は症状やおかれた状況（仕事）などから，うつ状態と考えられる。

3 ×せん妄は意識障害に幻覚や錯覚が加わるもので，まとまりのない理解不能な言動などがみられる。老人の夜間せん妄やアルコール・薬物依存の離脱期にあらわれることが多い。Aさんに意識障害や幻覚などの症状はみられない。

4 ×主に統合失調症やアルコール・薬物依存，重度のうつ病などでみられる。Aさんからは幻覚や妄想を疑わせるような言動はみられていない。

5 ×
6 × 従来用いられてきた三環系抗うつ薬や四環系抗うつ薬にかわり，SSRI〈選択的セロトニン再取り込み阻害薬〉はSNRI〈セロトニン・ノルアドレナリン再取り込み阻害薬〉とともにその副作用が少ないことから，現在，うつにおける薬物治療の第一選択薬として多く用いられている。SSRIは薬効が得られるまでに1〜2週間が必要である。
7 ○
8 ×

9 ×もってのほかである。Aさんの意志が不明である。また電話では相手がどう名乗ろうともその真否を確認することはできないし，その情報がどのように利用されるのかも責任がもてない。

10 ○医療者側はAさんの同意や同席がなければ何も話さないようにしなければいけない。したがって，この対応が適切である。

11 ×
12 × 担当医にその決定権があるのではなく，あくまでAさん自身である。上司にどのような内容をどのように伝えるのかは，すべてAさんの意志に基づいていなければならず，家族とて例外ではない。

第4章 17 精神療法

> **学習の要点**
> 身体療法と並ぶ，精神科における治療の大きな柱です。心理学の理論を用いて患者の心理的側面に働きかける治療法です。

精神療法とは

　精神療法は，治療者との言語的，非言語的な交流を通して精神症状，不適応状態の改善，自我機能の強化，人格的な成長を目指す治療法である。フロイト（Freud,S.）の創始した精神分析療法にみられる洞察，自己表現が基礎となっている。

　適応となる疾患，病態は，主に**神経症性障害，うつ病性障害，パーソナリティ障害および精神病性障害の寛解期**であり，精神運動興奮が高じている場合や病的体験が活発な場合は，身体療法で心身の安定を図ることが優先される。

　治療に際しては，原則として動機と目標，治療の限界を確認し，時間，頻度，期間を定めて（治療契約），プライバシーの守られた静かな空間を用意する。患者はしばしば治療関係の中で**情緒的な反応，依存，抵抗，退行**を経験するため，これを日常生活の場に持ち越さないための心理的な安全策としてこうした枠組み設定が重要となる。

　精神療法の種類は多岐にわたり分類法も複数ある（次ページの表参照）。共通する介入技法として，質問（治療者が対話の中で抱いた疑問を患者に返す），明確化（患者が語っていながら気づいていない情緒や葛藤を治療者が言語化して返す），直面化（患者が否認している問題を明らかにする），解釈（患者の言動にみられる無意識的な意味を指摘する）が用いられる。

　看護師は，行われている精神療法の種類と目標，その進展具合を把握し，日常場面での患者の変化や治療に対する反応を観察し，見守るように心がける。

分　類	治療法の種類
対象別	個人精神療法，夫婦（精神）療法，家族（精神）療法，集団精神療法
治療期間別	短期精神療法（危機介入を含む），長期精神療法
技法・目的別	表現的〈体験的〉精神療法：緊張を解き，感情表現を促しカタルシスを図る。芸術療法，遊戯療法，ゲシュタルト療法，心理劇など。 支持的精神療法：患者の内面に立ち入ることなく話を受容的態度で聞き，支持することで現実的な問題に立ち向かうことを目指す。日常的な場面において援助者が患者と関わる基本的な技法であるともいえる。 洞察的精神療法：患者自身が症状の意味を理解し人格的な変化と成長を目指す。精神分析療法，来談者中心療法など。 支持的精神療法〈訓練療法〉：学習，訓練などの体験を通して適応を高める。行動療法，心理教育，森田療法，内観療法，認知療法，自律訓練法，バイオフィードバック，催眠療法など。

個人精神療法

　個人を対象とした1対1の精神療法であり，入院，通院により前表に示す各種療法が行われる。急性期など身体療法が主となる入院治療の場合は，入院すること自体が精神療法を含む治療の導入とみなされ，改めて精神療法としての治療契約を設けずに実施されることもある。診察場面で目的に応じて精神療法の技法が用いられ，一般精神療法と称される。これに対して，精神分析療法を用いて洞察や人格的な成長を目指すなど，目的，特定の症状に応じて治療技法が選択され，明確な契約に基づいて実施される場合を特殊精神療法と呼ぶ。

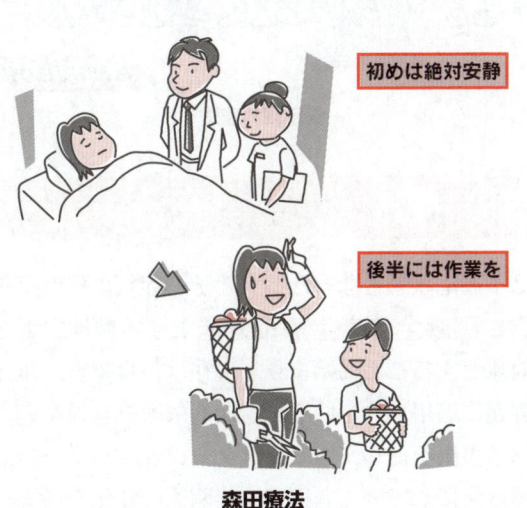

初めは絶対安静

後半には作業を

森田療法

集団精神療法

　小集団を対象に定期的に場を設け，そこでの**力動を治療的に用いる精神療法**である。目的，対象によって，メンバー，期間を限定する場合と，出入りの自由なゆるやかな設定とする場合がある。また，対象となる集団には，メンバーが課題を共有するものと，逆に疾患，障害，課題が異なるものとがある。前者は，共感的，支持的な相互作用が回復を促すことを目指し，アルコール依存症患者の治療では古くから取り入れられている。後者は，自己の対人関係の振り返り，集団への信頼感の体験，カタルシスを目指すもので，病棟やデイケアで用いられる。

　いずれも治療者は通常1，2名入り，主導的な立場ではなく，進行を促進する媒体，ファシリテーター（あるいは進行係）として参加することが基本となる。

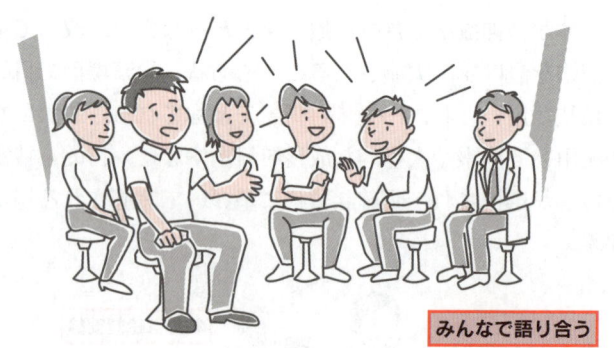

みんなで語り合う

集団精神療法

家族（精神）療法

　発症もしくは不適応状態となった個人とその症状に焦点をあてるのではなく，その人を含む**家族全体を治療の対象**とする精神療法である。統合失調症の家族を対象とすることに始まり，現在は摂食障害，非行，ひきこもりなど，多様な課題に適用されている。定期的に家族全員を集めた合同面接を行い，自由な感情表出を促し，コミュニケーションパターンにみられる不自由さ，矛盾を明らかにしていく過程で家族関係の変化を促す。

精神療法
既出問題チェック　一般問題

☐ 入院集団精神療法におけるリーダーの役割で正しいのはどれか。93-A145
1 患者全員の発言を引き出す。
2 患者の非言語的サインに注目する。
3 患者間の発言量を均等にする。
4 患者の気持ちを代弁する。

解答・解説
1 ×患者の発言の意志を尊重することが重要である。
2 ○患者の非言語的サインに気づき，その場では言語化できない患者の反応を確認しながら実施することは重要である。
3 ×治療的に有効ではない。もちろん，特定の患者による発言の量や発言力の偏りには注意を要する。
4 ×代弁するよりも，参加した患者がその場に参加しやすい方法を模索するべきである。

☐ 集団精神療法の効果が大きいのはどれか。**2つ選べ**。91-A150
1 不安状態の患者
2 拒食症の患者
3 薬物依存の患者
4 躁状態の患者

解答・解説
1 ×個人精神療法のほうがより効果的である。不安状態にある患者は余裕がなく，不安を共有することは難しい。
2 ○ ⎫ 共通する問題を抱えるほかの参加者の言動に触れることで，自分の問題を客
3 ○ ⎭ 観的にとらえることが可能となる。また，そこで生じる仲間意識が回復に向かう動機づけと支えになる。
4 ×易刺激性が亢進し，注意力が散漫になっているので，集団の中に調和を保って身を置くことは困難である。

☐ 摂食障害患者の6家族を集めて複合家族療法を行うことになった。
看護師の役割で最も重要なのはどれか。90-A149
1 リーダーシップをとる。
2 家族間の相互作用を活用する。
3 食事を適切に摂らせる工夫について助言する。
4 長期にわたり継続的にかかわる。

解答・解説

1 ×　集団力動を治療的に活用するものであるため，専門職による主導はむしろ避
2 ○　けるべきである。
3 × 食事摂取は表層的な問題であり，本来取り扱うべきことは，摂食障害という行動に代弁されている心理的課題である。
4 × 設問文のみでは正誤の判断が難しいが，「最も重要」となると 2 が選択される。

☐ 30歳の男性。近所の人に会ってもお辞儀はできるが会話ができない。「外出すると知り合いの人に会うので怖い。人と気の利いた話ができない自分はだめな人間」と繰り返し訴える。
この患者に行う療法として最も適切なのはどれか。99-P69
1 作業療法
2 家族療法
3 認知行動療法
4 集団精神療法

解答・解説

1 ×
2 ×　認知行動療法はうつ病や不安神経症をはじめ，心身症などに有効な治療法で
3 ○　ある。認知行動療法では認知のゆがみに注目し，現実的な判断ができるように
4 ×　修正し，行動への変化を起こすものである。

☐ 精神科病院の社会復帰病棟でバス旅行を企画することとなった。対応で適切なのはどれか。98-P79
1 事前に服装を指定する。
2 規律的な集団行動を促す。
3 患者に全員参加であると伝える。
4 患者と話し合いながら計画を立てる。

解答・解説

1 ×
2 ×　バス旅行の企画の段階から患者と看護師が話し合いながら進めることにより、
3 ×　さらにその患者のもてる力が発揮され、自信や自尊心の回復にも結びつく。
4 ○

☐ 集団精神療法の効果が最も期待できるのはどれか。104-P68
1 過眠症
2 躁状態
3 薬物依存症
4 小児自閉症

解答・解説

1 ×過眠症は昼間の過剰な眠気と睡眠発作、完全覚醒への時間が長引くことなどをいう。過眠症は集団精神療法を必要としない。
2 ×躁状態の患者は気分の高揚や多弁、易怒性などにより他者を巻き込んだり、トラブルになる場合がある。集団精神療法によって症状悪化の可能性もあるため、集団ではなく個別に対応する。
3 ○アルコール依存症や摂食障害とともに、薬物依存の患者には集団精神療法の効果が大きい。仲間意識や集団凝集性の醸成、自己洞察と行動変容などが期待できる。
4 ×自閉症は、対人関係やコミュニケーションが苦手であるため、集団精神療法は適さない。

第4章　精神科治療と看護

17　精神療法　207

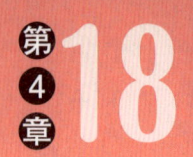

第4章 18 活動療法，リハビリテーション療法

> **学習の要点**
> 症状に焦点をあてるのではなく，患者の健康的な面に働きかけて回復，成長を促す療法です。

活動療法，リハビリテーション療法とは

　活動療法，リハビリテーション療法とは，主に回復過程において，日常生活に身近で具体的な活動を作業療法，レクリエーション療法など治療プログラムとして行い，症状の緩和，健康的な側面の支持や強化，社会適応を促すものである。同様の内容を意味する用語として生活療法，社会療法がある。理論に先立ち経験的に試みられる中でその意義が確認され，方法論が確立されていった経緯があり，その呼び方，そこに含む療法の種類は必ずしも一元化されていない。

　活動療法，リハビリテーション療法における各種療法は，いずれも，患者・利用者の状態にあわせて目的，目標を設定し，集団，個人の別，頻度，時間，活動量などを考慮してプログラムが組まれる。基本的には継続的な参加が望まれるが，過度なストレスとならないこと，主体性を大事にするために，ある程度の自由を保証する。スタッフは，その場の雰囲気を共有し一緒に楽しむ姿勢で臨むが，同時に個々の状態を把握し，物理的，心理的な安全を守ることを心がける。

作業療法

　作業や労働を通して病状の改善を図る治療法である。対象は，急性期を脱し生活リズムが整いつつある入院患者から，地域である程度自立した生活を送っている回復者まで幅広い段階にわたる。目的は，①病的体験と距離をとり現実に目を向ける，②生活リズムを保つ，③意欲，自発性を引き出

す，④他者との交流を経験する，⑤達成感，満足感を味わう，⑥集中力や作業能力を評価しリハビリテーションの目標を設定する，⑦就労への適応を高める，などである。提供される場は，医療施設（病棟，病院内作業療法室，デイケアなど），社会復帰施設（授産施設，福祉工場，地域共同作業所など）双方にわたる。医療施設においては保険診療に組み込まれ，医師の指示を受けて作業療法士が作業療法処方箋を作成するが，実施に際しては作業療法士のみならず，看護師をはじめ多職種があたる。

レクリエーション療法

　遊びや娯楽を通して病状の改善，心身の健康維持を図る療法である。作業療法の1つとする見方もある。目的は，不安や緊張の緩和，気分転換，意欲の向上，衝動性や攻撃性が高い場合はその発散，葛藤の昇華，対人交流の活性化を図ることであるが，長期入院患者，慢性期の患者に対しては生活の質をより豊かにすることも主たる目的となる。また，患者の潜在能力，意外な特技や一面を知る好機となる。プログラムは，スポーツ，ハイキング，ゲーム，合奏，合唱，手芸，料理，音楽・映画鑑賞，季節の行事など，日常生活において趣味や余暇活動として行われるあらゆる種目が取り入れられる。治療的な効果を期待しつつ，楽しむことを大事にするため，参加者の希望，主体性を尊重し，スタッフも一緒に参加して場の雰囲気を共有する。実際に活動に参加しなくても，ただその場にいる，時々ようすをのぞくことにも意義があるので，スタッフはそうした参加形態が可能な場の設定，雰囲気づくり，無理のない働きかけを心がける。

からだを動かして楽しく

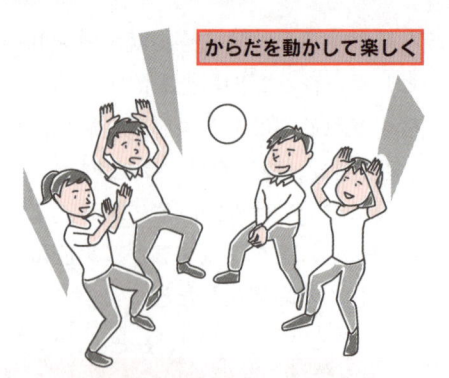

レクリエーション療法

芸術療法

　種々の芸術活動を通して健康の回復，維持を図る治療法である。その発展の流れから，①作品を完成させることに治療的価値を認める，②自己の内面を表現することに意義を認める，③精神療法のコミュニケーションの媒体あるいは解釈材料に用いる，といった複数の立場がある。そのため，芸術療法をレクリエーション療法の1つと位置づける考え方と，そうではなく精神療法の1つであるとする考え方がある。

　応用される芸術活動は，絵画，彫刻，陶芸，写真，音楽，舞踊，詩歌，書道など多岐にわたる。適応は回復過程にある精神障害全般であるが，陽性症状がある場合は症状を喚起する可能性があり，また治療的効果が得にくいために原則的には避ける。作品や表現される内容の良し悪しを評価するのではなく，参加や取り組みの過程，患者自身にとってどのような経験となったのかという点が重要となる。

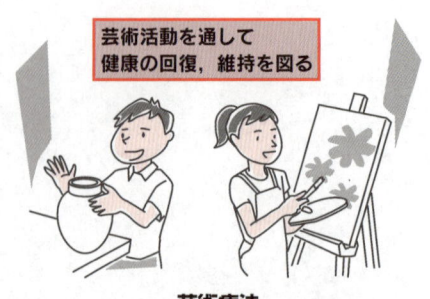

芸術活動を通して健康の回復，維持を図る

芸術療法

活動療法，リハビリテーション療法
既出問題チェック　一般問題

☐ 妄想があり，他の患者との交流が少ない統合失調症の26歳の男性。作業療法の種目で最も適切なのはどれか。91-A145
1. ソフトボール
2. 音楽鑑賞
3. かご編み
4. 植物への水やり

解答・解説
1. ○ゲームに集中し身体を動かす現実的な活動により妄想と距離をとることが可能となる。また，複数の他者とのゆるやかな接触を体験する機会となる。通常スポーツはレクリエーション療法に含まれるが，作業療法にレクリエーションを含める考え方もある。
2. ×
3. ×　個人の中で完結する作業であり，妄想と距離をとるには外的刺激が乏しい。
4. ×

☐ 精神科作業療法における看護師の役割で適切なのはどれか。92-A149
1. 作業の重要性を繰り返し説明する。
2. 作業場面と病棟との患者の状態の違いに注目して観察する。
3. できあがった作品の良し悪しで治療効果を評価する。
4. 作業中の患者の状態をすぐ近くで継続的に観察する。

解答・解説
1. ×主体的な参加意欲を喪失させてしまう不適切な働きかけである。
2. ○病棟での生活場面では表出されにくい潜在能力や障害の程度を知ることができる。
3. ×作品そのものよりも，むしろ取り組むプロセスに着目すべきである。
4. ×作業環境として不自然であり，患者に見張られているような緊張感を与えてしまい目的に反する。

□ 自発性の乏しい精神疾患患者から「気が進まないので作業療法に出たくない」との訴えがあった。
対応で適切なのはどれか。**2つ選べ**。87-A99
1 作業療法を継続することの重要性を繰り返し説明する。
2 今日は休むようにと話す。
3 作業担当者に今までの参加状況について聞く。
4 患者から作業療法に対する気持ちを聞く。

解答・解説

1 × ⎫ 自ら訴えたことを肯定的に受けとめることもできる場面である。説明すること、休むようにとの指示的な関わりも看護師主導であり、患者の自発性に対する配慮に欠けるものである。
2 × ⎭

3 ○ 実際に参加が過重な負荷となっているのか、客観的な評価を得ておく必要がある。

4 ○ 作業療法に出る、出ないに焦点をあてるのではなく、自発性の乏しい患者が自ら訴えてきたことを大事にする。気持ちの表出を促す好機である。

□ 精神障害者のレクリエーション療法で適切なのはどれか。88-A84
1 全員参加とする。
2 余暇に行う。
3 種目は固定する。
4 看護師も一緒に楽しむ。

解答・解説

1 × 枠組みはゆるやかであることが望ましい。
2 × 余暇を楽しむ種目を取り入れているが、あくまでも治療の一環として行われる。
3 × 1の解説を参照。
4 ○ 患者にとって健康的で自然な対人関係を体験する機会となる。また、こうした関係が日常のケアの質にも反映される。

第4章 19 治療環境

> **学習の要点**
> 治療環境には物理的側面，人的あるいは心理的側面があります。

病棟環境の整備

　患者の状態，入院形態によって，開放病棟，閉鎖病棟などが選択される。かつては社会防衛目的から閉鎖的な環境が主流であったが，近年，社会復帰の促進，人権擁護の観点から開放的でアメニティに配慮した病棟環境が提供されつつある。具体的な改善点としては，広いオープンスペースと個人の空間が確保されていること，独立した面会室があること，プライバシーが守られる位置に電話が設置されていること，新聞・雑誌の提供，テレビ・冷蔵庫・洗濯機・電子レンジなど共用家電の提供，分煙のための設備などがあげられる。快適な環境を提供する一方で事故防止のための配慮も欠かせないものであり，死角をなくすこと，窓の開閉範囲の制限，ベッド周りのカーテンレールの荷重を小さくすること，ナースコールなどのコード類の排除，刃物・ライターなど危険物の持ち込み制限に努める。快適さと安全の保障の両立が精神科における病棟環境整備のポイントといえる。

　なお，自傷他害のおそれが切迫している患者については，精神保健指定医の判断のもと隔離室〈保護室〉を使用する場合がある。隔離室は事故防止と刺激遮断のため，基本的にトイレが設置されているだけのシンプルな構造であり，持ち込む備品も通常は必要最小限の寝具のみとなる。そのため患者，家族が抵抗感やおそれを抱くことがあるが，入室時には治療上の必要性を十分説明し，頻回の訪室と観察を行い，不安，緊張感を緩和し休息をとれるよう働きかけ，食事，排泄，清潔保持の介助に努める。

　こうした物理的な環境整備とともに，人的な環境整備も重要となる。看護チームのあり方はもちろんのこと，個々の患者間の関係，あるいは病棟全体

のグループダイナミクスの把握と調整を心がけ，心理的な安全を保障する。

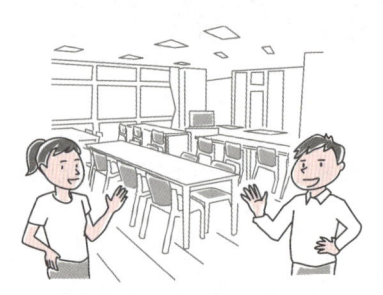

明るく清潔で開放的な病棟

チーム医療

　治療環境としてのチームには，直接病棟を運営し日常のケアにあたる看護チーム，各種専門職からなるチームがある。精神科においては，疾患そのものの治療のみならず，心理社会的な援助が重要であり，近年，**多職種によるチームアプローチの必要性**が論じられている。看護師，医師のほか，精神保健福祉士，作業療法士，臨床心理士などがそれぞれの専門的な視点で関わることで患者の病理のアセスメントが深まり，治療と社会復帰の資源が豊かになる。また，スタッフ側の利点としては，ケアに行き詰まるなど困難な状況に対処する場合にも，複数のメンバーで共有することにより相互に心理的なサポートを得ることができる。

　多職種がチームとして有効に機能するためには，情報とアセスメントを共有し治療方針の統一を図ること，互いの専門性を熟知し尊重したうえで役割分担を明確にすることが重要であり，チーム・リーダーの存在と円滑なコミュニケーション，ケースカンファレンスの開催が望まれる。

　精神障害の多くは慢性に経過し，再発の可能性があり，地域リハビリテーションを要することから，保健所，保健センター，社会復帰施設など**地域の関係機関と連携**した継続的なケアが必要となる。近年，各種社会資源を統合して提供することを目指すケアマネジメントの概念が取り入れられつつある。施設をこえた関係者が参加してチームを構成する際には，患者の情報管理に十分配慮しプライバシーを保護することはいうまでもない。

治療環境

既出問題チェック　一般問題

☐ 精神科病棟におけるケースカンファレンスの目的で**適切でない**のはどれか。
89-A146
1 見方の異なる患者像を統合する。
2 看護の一貫性を保つ。
3 病棟の秩序の維持を図る。
4 患者の対人関係を理解する。

解答・解説

1 ○複数の視点でとらえることにより患者像はより明確になる。
2 ○チームで課題と目標を共有することが重要である。
3 ×「ケース」は事例を意味する。個々の患者に対する援助の方針を導くことがカンファレンスの目的である。
4 ○対人関係のあり方と病態には密接な関連がある。また，複数で検討することで患者との関係を客観的に振り返ることが可能になり，逆転移など看護師の心理的な巻き込まれを解消することができる。

☐ 看護師と患者の信頼関係の構築において最も考慮すべき要素はどれか。104-A36
1 病院の方針
2 看護師の思い
3 患者の価値観
4 家族の経済状況

解答・解説

1 ×病院の方針を患者に示すことは重要であるが，相互の関係を作り上げるうえで最も考慮すべき要素ではない。
2 ×信頼関係の構築には，傾聴・共感が重要であり看護師の思いは最も考慮すべき要素ではない。
3 ○患者の価値観は，その人の思考や行動を決定するうえで重要な要因である。患者を理解し信頼関係を構築するために最も考慮すべき要素である。
4 ×家族の経済状況は，配慮する必要はあるが最も考慮するべき要因ではない。

☑ 精神障害者の施設症(institutionalism)の予防策として，最も適切なのはどれか。101-P76
1. 隔離室の使用を避ける。
2. 病棟の規則を厳密に決める。
3. 病棟行事はスタッフが企画する。
4. 地域住民との交流の機会を増やす。

解答・解説

1. ×本人のセルフケアを支援することにより，結果的に隔離室の使用を避けることは，施設症の予防に有効ではあるが，ほかにより適切な選択肢があるため，ここでは該当しない。
2. ×病棟の規則を厳密に決めることは，それに従わせることを患者に求めていることであり，まさに施設症を作り出すことにつながる。
3. ×病棟行事をスタッフが決めることは，患者を受身的にすることにつながる。行事の企画や運営に患者自身が参画できるようにする支援が求められる。
4. ○地域住民との交流の機会を増やすことは，病院外での出来事や地域で暮らす人々への関心をもち，現実的な対人交流の機会を作り出すことになり，施設症の予防に有効である。

＜補足＞施設症
個人的な自由が奪われた環境の下で，施設内の規則や管理的なルールに従って生活する過程で生じる受動的な適応の結果として生じるもので，退院への無気力，物事への関心の欠如，引きこもりなどの特徴を示す。現在，長期在院患者の退院促進が進められている中で，新たな長期入院患者を作らないための予防策を考えるうえでも重要な課題といえる。

第5章 安全な治療環境の提供と人権擁護

1 患者の権利擁護 …………………… 218
2 リスクマネジメント ……………… 227

第5章 1 患者の権利擁護

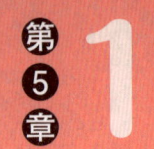

> **学習の要点**
> 「患者の処遇の基本」「行動制限等の基準」を法令とあわせて，しっかり整理しておきましょう。

基本的な考え方

　患者の処遇の基本は，**個人としての尊厳を尊重**し，その人権に配慮しつつ，**適切な精神医療の確保**および**社会復帰の促進**に資するものでなければならない。したがって，患者がどのような状態にあろうとも，医療従事者は医療行為に対し十分な説明を行わなければならない。

　入院患者の処遇に関しては，**精神保健及び精神障害者福祉に関する法律〈精神保健福祉法〉**第36条および第37条に規定されており，それに基づき，行動制限等の基準を厚生労働大臣が定めている。患者の自由の制限が必要とされる場合においては，その旨を**患者にできる限り説明して制限を行うよう努める**とともに，その制限は患者の症状に応じて最も制限の少ない方法により行われなければならない。

　プライバシー保護に関しては，保健師助産師看護師法第42条の2にも守秘義務規定があり，刑法第134条，精神保健福祉法第53条によって罰則規定も定められている。

精神保健福祉法第36条および第37条の内容

①患者への医療や保護に欠くことのできない限度において，入院患者の行動制限を行うことができる。
②信書の発受，都道府県等の職員や弁護士との通信・面会は，行動制限として行うことができない。
③患者の隔離や行動制限は，精神保健指定医が必要と認める場合でなけれ

ば行うことができない。

厚生労働大臣が定める行動制限等の基準

〈通信・面会〉
　通信（信書・電話）は自由が原則である。
　通信（信書・電話）によって病状が悪化したり，治療効果を妨げたりすることがあると判断される場合，制限することができる。
　行うことのできない行動制限として具体的に「都道府県及び地方**法務局**その他の**人権擁護に関する行政機関の職員**並びに患者の代理人である**弁護士**との**電話や面会**」を規定している。

〈隔離・身体拘束〉
　患者の隔離は，症状からみて，本人または周囲の者に危険が及ぶ可能性が著しく高く，隔離以外の方法ではその危険を回避することが著しく困難であると判断される場合に，その危険を最小限に減らし，患者本人の医療または保護を図ることを目的として行われる。**12時間を超える隔離については精神保健指定医の判断が必要**である。
　身体的拘束は，当該患者の生命を保護することおよび重大な身体損傷を防ぐことに重点を置いた行動の制限である。制限の程度が強く，また，二次的な身体的障害を生じさせる可能性もあるため，代替方法が見出されるまでの間のやむを得ない処置として行われ，できる限り早期に他の方法に切り替えるよう努めなければならない。**実施には必ず精神保健指定医の指示が必要**である。なお，隔離・拘束とも，制裁や懲罰あるいは見せしめのために行われるようなことは絶対にあってはならない。

精神医療審査会

　適正な医療および保護を確保するために，患者本人の意志によらない入院や行動の制限等を行わなければならない場合があるという精神医療の特殊性を踏まえ，患者の人権に配慮しつつ，その適正な医療および保護を確保するために，精神科病院の入院患者の処遇等について，専門的かつ独立的な機関として審査を行うことを目的に各都道府県に精神医療審査会が設置されてい

る。

〈精神医療審査会の業務〉
　①精神科病院の管理者から医療保護入院の届出，措置入院者および医療保護入院者の定期病状報告があったときは，その入院の必要があるかどうかに関し審査を行うこと
　②精神科病院に入院中の者またはその家族等から退院請求または処遇改善請求があったときに，その入院の必要があるかどうか，またはその処遇が適当であるかどうかについて審査を行うこと

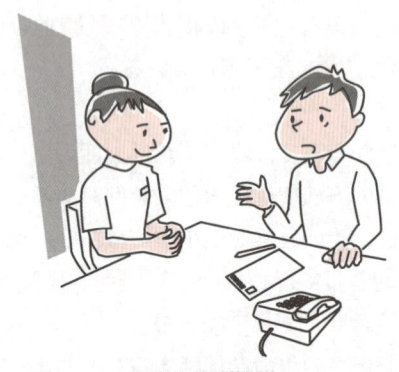

患者の権利擁護

成年後見制度

　判断能力の減退した高齢者や認知症・知的障害・精神障害などの理由で，判断能力の不十分な人々のために権利擁護などを担う法的支援制度の1つである。

患者の権利擁護

既出問題チェック　一般問題

☐ 入院時，精神保健及び精神障害者福祉に関する法律で必要な告知事項はどれか。93-A146
1. 入院形態
2. 病　名
3. 入院費用
4. 入院期間

解答・解説
1. ○
2. ×
3. ×
4. ×

精神障害者が精神科病院に入院する場合は，入院時に告知文書によって入院形態が告知される。告知文書（入院に際してのお知らせ）には，「精神保健福祉法の第○○条による○○入院です」と記載されている。

☐ 迫害妄想のある精神科病棟入院中の患者。人権擁護に関する行政機関に電話をかけようとしている。
看護師の対応で最も適切なのはどれか。92-A140
1. 電話で話しているうちに興奮するおそれがあることを説明し制止する。
2. 看護師が患者に代わって電話をかけて担当者に事情を説明する。
3. 担当医師に連絡し電話をやめるように話してもらう。
4. 電話については介入せず患者のその後の経過を観察する。

解答・解説
1. ×
2. ×
3. ×

都道府県および地方法務局，人権擁護に関する行政機関，患者の代理人である弁護士との電話は，原則的にはどんな場合でも行動制限を行うことはできない。行動制限が行われるのは，医療または保護の観点から慎重に判断して，患者の病状の悪化を招いたり治療効果を妨げると考えられる場合である。

4. ○ その電話のあとに，病状や状態像の変化の有無を観察することは適切である。

1 患者の権利擁護　221

☐ 入院患者Aさんの職場の産業医と名乗る者から精神科病棟に，Aさんの病名を電話で問い合わせてきた。
最も適切な対応はどれか。90-A140
1 カルテに書かれていた診断名を伝えた。
2 相手が本当にAさんの職場の産業医であるかどうか確かめた。
3 「入院患者のことについては答えられない」と言った。
4 「主治医から聞いて下さい」と電話を転送した。

解答・解説

1 ×軽率な対応である。患者の尊厳や人権を踏みにじるばかりではなく，患者の職場内での不利益を生じさせる可能性も高い。
2 ×電話では相手が本当に職場での産業医であるかどうかは確かめることができない。
3 ○入院患者のプライバシーに関する情報なので，患者本人の了解を得ることが原則である。
4 ×電話を切ったあとに，この出来事を1つの情報として主治医には伝えるべきである。

☐ 看護師に求められるアドボケーターの役割はどれか。101-A5
1 指示者
2 責任者
3 代弁者
4 調整者

解答・解説

1 ×
2 ×
3 ○
4 ×

看護師には，患者自身が情報不足，または自分自身の障害や認知症などのために，自分を守ったり権利を主張することができない場合，患者の権利擁護者（アドボケーター）として本人に代わって発言する役割が求められている。

☐ 精神科病棟における身体拘束時の看護で正しいのはどれか。**2つ選べ**。104-P88
1 1時間ごとに訪室する。
2 拘束の理由を説明する。
3 水分摂取は最小限にする。
4 患者の手紙の受け取りを制限する。
5 早期の解除を目指すための看護計画を立てる。

解答・解説

1 ×原則として常時の臨床的観察を行い，適切な医療および保護を確保しなければならない，と定められており，1時間ごとに訪室することは正しくない。
2 ○患者に対して身体的拘束を行う理由を知らせるよう努めることが定められており，また，身体的拘束を行った旨およびその理由，並びに身体的拘束を開始した日時および解除した日時を診療録に記載することになっている。
3 ×患者が自ら飲水することが制限される場合もあるので，特に脱水には注意すべきである。
4 ×症状などを理由に手紙の受け取りを制限することはあるが，身体的拘束時であるからといって制限するものではない。
5 ○身体的拘束は代替方法が見出されるまでの間のやむを得ない処置として行われる行動制限であり，できる限り早期に他の方法に切り替えるよう努めなければならない。

☐ 認知症(dementia)の高齢者に対するノーマライゼーションで正しいのはどれか。105-P48
1 散歩を勧める。
2 決められた服を着るように勧める。
3 重度の場合は精神科病棟に入院を勧める。
4 食べこぼしのあるときに箸を使用しないよう勧める。

解答・解説

1 ○介助者が必要な場合はあるが，心身機能へのよい刺激につながる。
2 ×認知症の状況にあわせて自分で選択できるような関わりを工夫する。
3 ×重度でも行動・心理症状（BPSD）が著明でなければ入院の必要はない。
4 ×箸を使用した食事が楽しみにつながっている場合，姿勢や食事の形態，食器の位置などで食べこぼしが減るように工夫してようすをみる。

☑ 精神保健及び精神障害者福祉に関する法律により，病院の管理者が精神科病院に入院中の者に対して制限できるのはどれか。**2つ選べ**。103-P89
1 手紙の発信
2 弁護士との面会
3 任意入院患者の開放処遇
4 信書の中の異物の受け渡し
5 人権擁護に関する行政機関の職員との電話

解答・解説

1 ×原則的に信書（個人あての手紙）の発受の制限はできない。
2 ×患者の代理人である弁護士や人権擁護に関する行政機関の職員との面会は制限することはできない。
3 ○任意入院患者の症状からみて，開放処遇を制限しなければ医療または保護を図ることが著しく困難であると医師が判断する場合にのみ制限できる。
4 ○信書の中に刃物，薬物などの異物が同封されていると判断される受信信書については，患者により開封させ，異物を取り出したうえでその信書を患者に渡すことが規定されている。
5 ×人権擁護に関する行政機関の職員と代理人である弁護士との電話の制限は行うことはできない。
＜補足＞病棟内での電話使用
病棟内の電話に関しては，電話機は患者が自由に利用できるような場所に設置される必要があり，閉鎖病棟内にも公衆電話などを設置することになっている。また，都道府県精神保健福祉主管部局，地方法務局人権擁護主管部局などの電話番号をみやすいところに掲げることも規定されている。

患者の権利擁護

既出問題チェック　状況設定問題

　19歳の男性。大学生。2週前から自分の部屋に閉じこもるようになり，日中はベッド上にいることが多くなった。夜はブツブツ独り言を言いながら自室内を歩き廻り，3日前から自室から一歩も出ず家族と全く会話をしていない。食事も摂らないので，心配した家族がドアを壊して入室した。髪はボサボサ，ヒゲは伸び放題で，ベッドに座り下を向いたままであった。開眼はしているものの呼びかけても発語はなく，同じ姿勢を持ち続けていた。家族は困惑し精神保健福祉センターに相談して精神科を受診した。精神保健指定医の質問に対して，ときにうなずくような動作はするものの返答は全くなかった。入院の必要性を説明するが患者の同意は得られなかった。

☐ 患者は入院することになった。
　精神科病棟への入院形態で適切なのはどれか。92-P52
1 任意入院
2 応急入院
3 医療保護入院
4 措置入院

☐ 内服薬を勧めたところ患者は服用しようとしなかった。
　看護師の対応で適切なのはどれか。92-P53
5 話しても反応がないので服薬を中止した。
6 服薬の必要性を説明し胃管で薬を注入した。
7 意思の疎通が困難なのでまず指示薬を注射した。
8 治療の必要性を説明した上で指示薬を注射した。

☐ 1週が経過し患者は入院時の自分の状況を話し始めた。
　看護師の対応で適切なのはどれか。**2つ選べ**。92-P54
9 なぜ発言がなかったのかを詳細に質問した。
10 食事を摂取しなかった理由をゆっくりと聞いた。
11「つらかったでしょう」といたわりの言葉をかけた。
12 患者が疲れない程度にゆっくりと会話した。

解答・解説

1 ×患者自身の同意が得られないので，任意入院は不適切である。
2 ×家族の同意が得られる可能性があるので不適切である。
3 ○保護者（家族など）の同意が得られる可能性があるので，医療保護入院は可能である。
4 ×自傷他害のおそれがみられる場合の入院形態であり，この事例の入院前のようすを考慮すると不適切である。

---

5 ×薬物療法は本疾患に対して，重要な治療の1つと考えられるので，安易に服薬を中止してはならない。
6 ×⎫ 胃管での注入や注射の前に，拒薬の理由を検討すべきである。患者の身体的な
7 ×⎭ 痛みや不快感を伴う医療行為は，医療や医療者への不信感を増長させる可能性がある。
8 ○患者に対しては，治療の必要性のみならず，薬の種類や内容，効果などについても説明すべきである。

---

9 ×詳細に質問することは時期尚早であると考える。患者が答えやすそうな質問から進めるべきである。
10 ×看護師から尋ねるよりも，患者の発言を聞くことを優先する時期であると考える。
11 ○言語化を促進する対応が必要であり，その1つの方法として「いたわりの言葉」が有効である。
12 ○患者のペースで会話を進めていくことが重要な時期であり，患者の疲労感には注意が必要である。

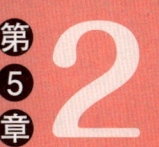

第5章 2 リスクマネジメント

> **学習の要点**
> 「ヒューマンエラーは起こるもの」という認識に立ち，リスクマネジメントの考え方を学んでいきましょう。

基本的な考え方

　精神科医療事故の代表的なものは，転倒・転落，誤薬，自殺企図，無断離院，誤嚥・窒息，第三者への暴行などがあげられる。これらのリスクを予測し事前に予防する，早期に発見しリスクを最小にする，リスクを予防しながら患者に最善の医療・看護を提供し，望ましい結果に導くのがリスクマネジメントである。

自殺企図に対するリスクマネジメント

　自殺企図〈自殺念慮〉のある患者は「死にたい」と思う反面，「助けてほしい」という両価的感情ももちあわせており，自殺は他者に向けたメッセージという側面がある。このメッセージを受け取り現実的なレベルで問題を解決できれば予防も可能である。

　自殺企図〈自殺念慮〉を呈する患者は，「消えてなくなりたい」というような存在を消去する願望を抱くことも多い。早期発見し介入するためには，「死にたい」という直接的な言葉だけでなく，自殺企図〈自殺念慮〉がさまざまな言葉で表現されることを知っておく必要がある。

　また，危険物の持ち込みを制限することも，自殺の実行を予防するためには必要な対処である。

転倒・転落に対するリスクマネジメント

　精神疾患をもつ患者は，その疾患や薬物などの原因により神経伝達の遮断が起こり，思考が鈍麻したり行動が緩慢になったりする行動抑制が起こりやすく，転倒・転落のリスク要因となりうる。

攻撃的行動や暴力に対するリスクマネジメント

　精神疾患の症状の1つとして，攻撃性がある。患者自身の安全の確保とともに，医療従事者および第三者の安全の確保も重要である。物理的な距離を維持しながら，患者と看護者の安全を図るために複数で対応する。
　幻覚・幻聴，妄想があり，攻撃的になりやすい患者は，患者自身が恐怖におびえていることが多いため，安心感を与え，患者の安全を確保できる対応が望ましい。

行動制限に対するリスクマネジメント

　入院患者は，適正な医療および保護を確保するために，病院外，病棟外への外出が制限される場合がある。無断離院とは「所定の手続きをとることなく病院を出ていくことであり，手続きを行って外出した場合でも，予定時刻を過ぎても帰院せず，行方不明になること」をいう。無断離院は重篤な二次事故（自傷他害行為など）に結びつくことがあるため，無断離院の防止は事故発生予防にもつながる。

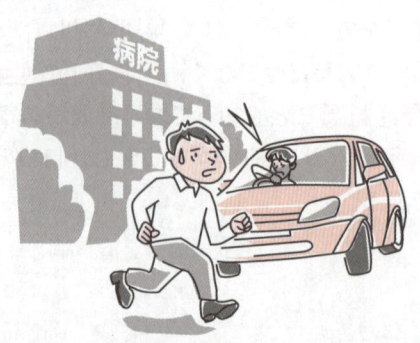

無断離院の防止はリスクマネジメントの1つ

リスクマネジメント

既出問題チェック　一般問題

☑ 閉鎖病棟入院中の男性入院患者が「お前はこの世からいなくなった方がいい。消えてしまえと放送で言っている」と訴え始めた。
最も注意すべき持ち物はどれか。96-A148
1 ベルト
2 石けん
3 歯ブラシ
4 ロッカーの鍵

解答・解説

1 ○
2 ×
3 ×
4 ×

精神科で起こる自殺の最も多い手段は縊首（いしゅ）であることが知られており、ベルトを用いて縊首することは可能であるため、注意すべきである。

☑ Aさん（26歳，男性）は，大量服薬による急性中毒が疑われ，午後9時30分に救急搬送された。呼吸状態と循環動態に異常はないが，意識は低下している。付き添って来たAさんの母親は「午後8時に夕食を終えて息子は部屋に戻りました。午後9時にお風呂へ入るよう声をかけに部屋に行ったら，倒れていたんです。息子はうつ病（depression）で通院中でしたが，最近は症状が落ち着いていました」と話す。
このときの対応で適切なのはどれか。103-P47
1 気管内挿管を行う。
2 咽頭を刺激して吐かせる。
3 胃酸分泌抑制薬を投与する。
4 Aさんの母親にどんな薬を内服していたかを尋ねる。

解答・解説

1 × 呼吸状態・循環動態は安定しているので，気管挿管の対象ではない。気管挿管は気道を確保して呼吸管理を必要とする際に行われる処置であり，気管挿管は医師の業務でもある。

2 × 服薬後1時間以上を経過していると思われる。咽頭を刺激して嘔吐させるより，胃洗浄によって胃の内容を洗い出す，大量輸液によって薬物を尿中に排泄させることのほうが有効であると思われる。

3 × 胃酸の分泌を抑制する薬にはプロトンポンプ阻害薬があるが，このときにAさんに選択すべき薬とは考えられない。

4 ○ うつ病の患者は薬をため込んで，自殺目的などで大量服薬をすることがある。どのような薬を与薬されていたのかを知ることが適正な治療のために必須である。

☐ 警察庁の「平成27年（2015年）中における自殺の状況」の自殺者の原因・動機のうち最も多いのはどれか。(改変) 104-P2
1 学校問題
2 家庭問題
3 勤務問題
4 健康問題

解答・解説

1 × 学校問題による自殺者数は平成26年が372人，平成27年が384人で，300人未満で推移している。

2 × 家庭問題による自殺者数は平成26年が3,644人，平成27年が3,641人で，4,000人未満で推移している。

3 × 勤務問題による自殺者数は平成26年が2,227人，平成27年が2,159人で，2,000人余りで推移している。

4 ○ 健康問題による自殺が最も多く，平成26年が1万2,920人，平成27年が1万2,145人で，1万人を超えており，2位の経済・生活問題（約4,000人）より突出して多い。

＜補足＞自殺の状況
2015（平成27）年中における自殺者の総数は24,025人で，前年に比べ1,402人（5.5％）減少した。性別では男性が多く，年齢階級別では「40歳代」が全体の16.9％を占め，次いで「50歳代」「60歳代」「70歳代」の順である。自殺の原因・動機が明らかなもののうち，その原因・動機が「健康問題」にあるものが最も多く，次いで「経済・生活問題」「家庭問題」「勤務問題」の順となっており，この順位は前年と同じである。

第6章 精神保健医療福祉の歴史と法制度

1 精神保健医療福祉の歴史と法制度…232
2 入院の形態……………………………244

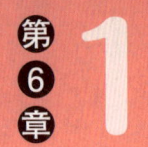

第6章 1 精神保健医療福祉の歴史と法制度

> **学習の要点**
> 現在の精神保健医療福祉制度の基盤となる法律は，平成17（2005）年，障害者自立支援法（現在は障害者総合支援法）制定に伴い改正された精神保健福祉法です。障害者総合支援法とあわせて整理しておきましょう。

基本的な考え方

❋ 明治16年（1883年）相馬事件

明治33年（1900年）精神病者監護法

① 監護業務者を定め，患者を監置
② 監置は行政庁の許可を受け，私宅監置室，公私立精神病院，または病院の精神病室に監置⇒私宅監置の合法化

❋ 大正7年（1918年）呉秀三ら「私宅監置の実態調査報告」

大正8年（1919年）精神病院法

① 内務大臣は道府県に精神病院を設置可
② 地方長官は精神病院に，精神病患者を入院させることができる

❋ 第二次世界大戦敗戦，民主化要請

昭和25年（1950年）精神衛生法

① 私宅監置の廃止
② 都道府県に精神病院設置義務
③ 精神衛生鑑定医制度新設
④ 通報制度新設
⑤ 措置入院制度新設
⑥ 保護義務者の同意による同意入院制度の創設

❋ 昭和39年（1964年）ライシャワー駐日大使刺傷事件

昭和40年（1965年）精神衛生法改正

① 各都道府県に精神衛生センターの設置
② 通院公費負担制度の創設
③ 緊急措置入院制度の新設

❋ 昭和59年（1984年）宇都宮病院事件

昭和62年（1987年）精神保健法に改称　　5年ごと改正
①入院規定の改定
②入院患者の処遇規定
③精神保健指定医の制定
④精神医療審査会の設置
⑤社会復帰施設制度の創設

平成5年（1993年）精神保健法改正
①精神障害者地域生活援助事業（グループホーム）の法制化
②社会復帰促進センターの創設
③精神障害者の資格制限の見直し
④「保護義務者」→「保護者」へ

> 障害者基本法　平成5年（1993年）　心身障害者対策基本法より改正
> 精神障害者が「障害者」として位置づけられる。
> 障害者基本計画の策定義務化

平成7年（1995年）精神保健福祉法に改称
正式名称：精神保健及び精神障害者福祉に関する法律
①精神障害者保健福祉手帳の創設
②社会復帰施設の4類型化（生活訓練施設，授産施設，福祉ホーム，福祉工場）
③社会適応訓練（通院患者リハビリテーション事業）の法定化
④指定医制度の充実
⑤入院時の告知義務の徹底
⑥公費負担医療の保険優先化

平成11年（1999年）精神保健福祉法改正
①精神障害者の人権に配慮した医療の確保
　精神医療審議会の機能強化・精神保健指定医の役割強化・医療保護入院の要件の明確化
　精神病院への指導監督強化
②緊急入院が必要な精神障害者の移送制度の創設
③保護者の自傷他害防止監督義務の廃止
④地域生活支援センターの法制化
⑤精神保健福祉センターの必置化，機能拡充
⑥居宅生活支援事業（ホームヘルプサービス，ショートステイ，グループホーム）の
　実施および通院医療費公費負担，精神障害者福祉手帳申請窓口を市町村へ

✤ 平成13年（2001年）池田小学校事件

心神喪失等の状態で重大な他害行為を行った者の医療及び観察等に関する法律（医療観察法） 平成15年（2003年）
　　触法精神障害者への適切な医療の提供，司法精神医療サービスの整備

発達障害者支援法 平成16年（2004年）
　　発達障害の定義と法的位置づけの確立
　　地域における関係者の連携と支援の促進

犯罪被害者等基本法 平成16年（2004年）
　　犯罪被害者等に対する個人の尊厳の尊重
　　その尊厳にふさわしい処遇（権利利益の保護）の保障

障害者自立支援法 平成17年（2005年）
　　3障害（身体，知的，精神）の障害者施策が一元化（市町村主体）
　　利用者の応益負担の原則

平成17年（2005年）精神保健福祉法改正

①精神科病院等に対する指導監督制度の見直し
　医療内容にかかるチェック体制見直し・改善命令に従わない精神科病院に関する公表制度の導入
②精神科救急医療体制の確立
③定期病状報告制度の見直し
　任意入院患者の病状報告制度の導入・医療保護入院患者，措置入院患者の定期病状報告様式の見直し
④精神保健指定医の指定に関する政令委任事務の明確化
⑤地方精神保健福祉審議会の必置義務削除
⑥「精神分裂病」を「統合失調症」へ呼称変更

自殺対策基本法 平成18年（2006年）
　　官民が連携し，自殺の予防，未遂者や遺族の支援を実施

平成24年（2012年）障害者総合支援法成立

①障害者自立支援法を改正し名称を変更
②難病等も障害者福祉の対象となる

平成25年（2013年）精神保健福祉法改正

①保護者制度の廃止，医療保護入院の見直し
②精神医療審査会の見直し

精神保健医療福祉に関する各法律の目的

<精神病者監護法>
　精神病者の不法監置・監禁を防止するため，私宅監置の手続きを規定したもの。事実上，**私宅監置の合法化**であった。運用は警察で行われ，**社会治安**の目的もあった。

<精神病院法>
　私宅監置の実態を踏まえ，精神病者を精神科病院に保護し，治療を行うこと。
　しかし，相次ぐ戦争で公立病院の設置に至らず，私宅監置の解消には至らなかった。

<精神衛生法>
　精神障害者の医療および保護を行い，かつ，その発生の予防に努めることによって，国民の精神的健康の保持および向上を図ること。
　「精神病者監護法」と「精神病院法」は廃止。病院での治療の実施。
　法の運用も旧厚生省へ移行。

<精神保健法>
　精神障害者の医療および保護を行い，その**社会復帰を促進**し，並びにその発生の予防その他**国民の精神的健康の保持および増進**に努めることによって，**精神障害者等の福祉の増進**および**国民の精神保健の向上**を図ること。

> ・「国民の精神保健の向上」
> ・「精神障害者の人権擁護と適正な医療の確保」
> ・「社会復帰の促進」　　　　　　　　　以上3点が主な柱となった。

<精神保健福祉法>
　正式名称：精神保健及び精神障害者福祉に関する法律。精神障害者等の医療および保護を行い，その社会復帰の促進およびその**自立と社会経済活動への参加の促進のために必要な援助を行い**，並びにその発生の予防その他国民の精神的健康の保持および増進に努めることによって，精神障害者等の福祉の増進および国民の精神保健の向上を図ること。

> ・「自立と社会経済活動への参加の促進のために必要な援助」が追加

<精神保健福祉法　平成17年改正>

　精神障害者等の医療および保護を行い，**障害者自立支援法（現・障害者総合支援法）と相まって**その社会復帰の促進およびその自立と社会経済活動への参加の促進のために必要な援助を行い，並びにその発生の予防その他国民の精神的健康の保持および増進に努めることによって，精神障害者等の福祉の増進および国民の精神保健の向上を図ること。

> ・「障害者自立支援法と相まって」が追加

<障害者基本法>

　障害者の自立および社会参加の支援等のための施策に関し，基本的理念を定め，および**国，地方公共団体等の責務**を明らかにするとともに，障害者の自立および社会参加の支援等のための施策の基本となる事項を定めること等により，障害者の自立および社会参加の支援等のための施策を総合的かつ計画的に推進し，もつて障害者の福祉を増進すること。

> ・規定された内容
> ①裁判所が入院・通院などの適切な処遇を決定すること
> ②国の責任において専門的な医療を統一的に行うこと
> ③地域において継続的な医療を確保するための仕組みを設けること
> ・心神喪失および心神耗弱の例としては，精神障害や覚せい剤の使用によるもの，酩酊などがあげられる。

<医療観察法>

　正式名称：心神喪失等の状態で重大な他害行為を行った者の医療及び観察等に関する法律。**心神喪失または心神耗弱の状態**（精神障害のために善悪の区別がつかないなど，刑事責任を問えない状態）で，**重大な他害行為（殺人，放火，強盗，強姦，強制わいせつ，傷害）**を行った人に対して，**適切な医療を提供し，社会復帰を促進する**こと。

<犯罪被害者等基本法>

　犯罪被害者等（犯罪やこれに準ずる心身に有害な影響を及ぼす行為の被害者およびその家族または遺族）のための施策を総合的かつ計画的に推進することによって，**犯罪被害者等の権利利益の保護**を図ること。

「犯罪被害者等基本計画」に基づき，犯罪被害者の立場に立って支援を行う。

> ・基本的施策
> ①相談および情報の提供
> ②損害賠償の請求についての援助
> ③給付金の支給に係る制度の充実等
> ④保健医療サービス・福祉サービスの提供
> ⑤犯罪被害者等の二次被害防止・安全確保
> ⑥居住・雇用の安定
> ⑦刑事に関する手続への参加の機会を拡充するための制度の整備

<発達障害者支援法>

発達障害者の心理機能の適正な発達および円滑な社会生活の促進のために発達障害の症状の発現後できるだけ早期に発達支援を行うことが特に重要であることにかんがみ，**発達障害を早期に発見**し，発達支援を行うことに関する**国および地方公共団体の責務**を明らかにするとともに，学校教育における発達障害者への支援，発達障害者の就労の支援，発達障害者支援センターの指定等について定めることにより，**発達障害者の自立および社会参加**に資するようその生活全般にわたる支援を図り，もってその福祉の増進に寄与すること。

<障害者総合支援法>

障害者基本法の基本的理念にのっとり，**身体障害者福祉法，知的障害者福祉法，精神保健及び精神障害者福祉に関する法律（精神保健福祉法），児童福祉法，その他障害者および障害児の福祉に関する法律**と相まって，障害者および障害児がその有する能力および適性に応じ，自立した日常生活または社会生活を営むことができるよう，**必要な障害福祉サービスに係る給付その他の支援**を行い，もって障害者および障害児の福祉の増進を図るとともに，**障害の有無に関わらず国民が相互に人格と個性を尊重**し安心して暮らすことのできる地域社会の実現に寄与すること。

<自殺対策基本法>

近年，我が国において自殺による死亡者数が高い水準で推移していることにかんがみ，自殺対策に関し，基本理念を定め，および国，地方公共団体等

の責務を明らかにするとともに，自殺対策の基本となる事項を定めること等により，**自殺対策を総合的に推進して，自殺の防止**を図り，あわせて**自殺者の親族等に対する支援の充実**を図り，もって国民が健康で生きがいを持って暮らすことのできる社会の実現に寄与すること。

・基本理念
①個人的な問題としてではなく，社会的な取り組みを実施
②実態に即した対策
③事前予防，発生危機への対応，発生後の対応の各段階に応じ効果的な施策実施
④官民相互の綿密な連携
・基本的施策
①調査研究の推進
②国民の理解の増進
③自殺防止等に関する人材の確保
④心の健康の保持に係る体制の整備
⑤適切な医療提供体制の整備

精神保健医療福祉の歴史と法制度

既出問題チェック　一般問題

☐ 「精神保健及び精神障害者福祉に関する法律」の平成7年（1995年）改正で充実が図られたのはどれか。97-A148
1 精神障害者の福祉
2 通院医療費の公費負担
3 社会復帰施設の法制化
4 患者の意思に基づいた入院形態

解答・解説
1 ○
2 ×
3 ×　　平成7（1995）年の改正では，福祉施策が法体系の中に加えられた。
4 ×

☐ 精神保健及び精神障害者福祉に関する法律の目的はどれか。96-A149
1 個人情報の有用性に配慮しつつ個人の権利利益を保護する。
2 心神喪失等の状態で他害行為を行った者の観察を行う。
3 国民の医療と保護を行い社会経済活動への参加を促進する。
4 精神障害者の福祉の増進及び国民の精神保健の向上を図る。

解答・解説
1 ×
2 ×　　精神保健福祉法は医療だけでなく，精神障害者の地域生活を支援していくた
3 ×　　めの福祉についても規定している。
4 ○

第6章　精神保健医療福祉の歴史と法制度

1　精神保健医療福祉の歴史と法制度　239

☐「心神喪失等の状態で重大な他害行為を行った者の医療及び観察等に関する法律」に定められている重大な他害行為はどれか。97-A149
1 恐　喝
2 窃　盗
3 殺　人
4 失　火

解答・解説

1 ×
2 ×
3 ○
4 ×

「重大な他害行為」とは，殺人，放火，強盗，強姦，強制わいせつ，傷害にあたる行為をいい，個人の生命，身体，財産などに重大な被害を及ぼすものを指す。

☐ 精神保健法から精神保健及び精神障害者の福祉に関する法律への改正で行われたのはどれか。105-A61
1 私宅監置の廃止
2 任意入院の新設
3 通院医療公費負担制度の導入
4 精神障害者保健福祉手帳制度の創設

解答・解説

1 ×私宅監置は廃止されたのは，第二次世界大戦後の1950（昭和25）年の精神衛生法である。
2 ×任意入院は精神保健法で新設された。精神保健法の目的は入院患者の人権擁護と精神障害者の社会復帰の促進であり，入院患者の人権擁護のしくみが整備され，患者自身の意志による入院が初めて定められた。
3 ×通院医療費公費負担制度は精神衛生法で導入された。在宅精神障害者の医療を確保するため新設された。
4 ○精神保健福祉手帳制度は精神保健法から精神保健及び精神障害者の福祉に関する法律（精神保健福祉法）への改正で制定された。1993（平成5）年に障害者基本法が成立し，精神障害者が身体障害者や知的障害者とともに障害者基本法の対象として明確に位置づけられ，障害者福祉の要素が精神保健福祉法に組み込まれた。

☐ 心神喪失等の状態で重大な他害行為を行った者の医療及び観察に関する法律の目的はどれか。99-A72
① 社会復帰の促進
② 責任能力の判定
③ 刑務所での精神科治療
④ 医療少年院での精神科治療

解答・解説

① ○
② ×
③ ×
④ ×

この制度の対象となる人の社会復帰を促進することが最終的な目的であり，責任能力の判定ではない。本制度では，刑務所や医療少年院ではなく，厚生労働大臣が指定した医療機関で精神科治療が提供される。

☐ 厚生労働省のこころのバリアフリー宣言の目的で正しいのはどれか。101-A72
① 精神疾患への偏見をなくすための正しい理解の促進
② 高齢者の孤立を防ぐためのふれあいのある社会づくり
③ 身体障害者の人格を尊重するためのバリアフリー化の推進
④ 引きこもりから社会参加を試みる際の障壁を軽減する支援

解答・解説

① ○ 精神疾患や精神障害者に対して無理解や誤解のある人は，当事者とのふれあいによって理解が深まるといわれている。
② × 2008（平成20）年に公表された「高齢者等が一人でも安心して暮らせるコミュニティづくり推進会議（「孤立死」ゼロを目指して）」では，「孤立死」予防型コミュニティづくりが提案された。
③ × 2000（平成12）年に制定された「高齢者，身体障害者等の公共交通機関を利用した移動の円滑化の促進に関する法律」で建物，交通分野でのバリアフリー化に向けた制度が整備された。
④ × 2010（平成22）年に公表された「ひきこもりの評価・支援に関するガイドライン」では当事者や家族などに対する支援の要点が示された。

☑ こころのバリアフリー宣言の目的で正しいのはどれか。105-P57
1 身体障害者の人格の尊重
2 高齢者の社会的な孤立の予防
3 精神疾患に対する正しい理解の促進
4 精神科に入院している患者の行動制限の最小化

解答・解説

1 ×「障害者虐待防止法」「改正障害者基本法」「高齢者・身体障害者等の公共交通機関を利用した移動の円滑化の促進に関する法律」等に則り，身体障害者の人権を尊重している。
2 ×「高齢社会対策基本法（平成7年法律第129号）」第6条の規定に基づき定められている「高齢社会対策大綱」において，地域における高齢者やその家族の孤立化を防止する取り組みがなされている。
3 ○精神疾患について全国民の理解を深めることを目的として示した指針である。
4 ×精神科に入院している患者の行動制限に関しては，「精神保健福祉法第37条第1項の規定に基づく厚生大臣が定める処遇の基準」に定められている。

＜補足＞こころのバリアフリー宣言

「こころのバリアフリー宣言〜精神疾患を正しく理解し，新しい一歩を踏み出すための指針〜」とは，2004（平成16）年に厚生労働省が，精神疾患を正しく理解するための下記の8指針を掲げている。

　第1：精神疾患を自分の問題として考えていますか（関心）
　第2：無理しないで，心も身体も（予防）
　第3：気づいていますか，心の不調（気づき）
　第4：知っていますか，精神疾患への正しい対応（自己・周囲の認識）
　第5：自分で心のバリアを作らない（肯定）
　第6：認め合おう，自分らしく生きている姿を（受容）
　第7：出会いは理解の第一歩（出会い）
　第8：互いに支えあう社会づくり（参画）

☐ 現在の日本の精神医療について正しいのはどれか。103-A71
1 精神及び行動の障害で入院した患者で最も多いのはうつ病(depression)である。
2 人口当たりの精神病床数は OECD 加盟国の中では低い水準である。
3 各都道府県及び政令指定都市に精神保健福祉センターが設置されている。
4 精神障害者保健福祉手帳制度によって外来通院の医療費の給付が行われる。

解答・解説

1 ×精神科の入院患者構成は,「統合失調症,統合失調症型障害及び妄想性障害」が多い。外来患者構成では「気分障害（躁うつ病含む）」が急激に増加し,一番多くなっている。

2 ×精神障害者の地域移行を促進する目的で,人口当たりの精神科施設数・病床数は年々減少してきているが,先進国の世界水準でみると,高い水準を維持している。

3 ○精神保健福祉センターは,地域精神保健活動を技術面から指導・援助する機関として,すべての都道府県・政令指定都市に設置されている。

4 ×外来通院の医療費の給付が行われるのは,精神障害者保健福祉手帳制度ではなく,自立支援医療制度である。

＜補足＞精神通院医療
通院医療については,精神保健福祉法に規定されていたが,2005（平成 17）年の障害者自立支援法（現在は障害者総合支援法）において,自立支援医療の中の精神通院医療と規定された。自己負担は原則 1 割だが,所得や疾患の種類に応じて上限限度額が設定されている。

＜補足＞精神障害者保健福祉手帳
精神障害があるために,長期にわたり日常生活や社会生活に制限を受ける者を対象に,社会復帰を促進し,自立と社会参加の促進を図ることを目的に 1995（平成 7）年に創設された。1 級・2 級・3 級の区分があり,手帳の交付を受けた者は,2 年ごとに精神障害の状態にあることの認定を受ける。手帳を取得し申請を行うことで,各種税金の優遇措置や,地域によっては公共交通機関の利用費の減免などがある。

第6章 2 入院の形態

> **学習の要点**
> 入院の形態は，頻出問題です。入院時の患者の状況とあわせて，入院の形態を整理しておきましょう。

基本的な考え方

入院形態は5種類。

＜任意入院＞

患者本人の同意に基づく入院形態。→退院の申し出があった場合は退院させなければならない。

＜医療保護入院＞

指定医の診察の結果，精神障害者でかつ医療および保護のため入院の必要性があると認められたとき，本人の同意がなくても**家族等のうちいずれかの同意**を要件とする入院形態。

＜措置入院＞

2人以上の指定医の診察の結果，精神障害者でかつ医療および保護のために入院させなければ自傷他害のおそれがあると認められたとき，**都道府県知事等の命令**により入院させることができる入院形態。

＜緊急措置入院＞

自傷他害のおそれがあり，2人の指定医が確保できず**緊急性が高いとき**は，**指定医1人**の診察の結果，**都道府県知事等の命令**により**72時間**に限って入院させることができる入院形態。

＜応急入院＞

指定医1人の診察の結果，精神障害者でかつ医療および保護のため入院の必要性があると認められたとき，**本人および家族の同意がなくとも72時間に限り入院**させることができる入院形態。

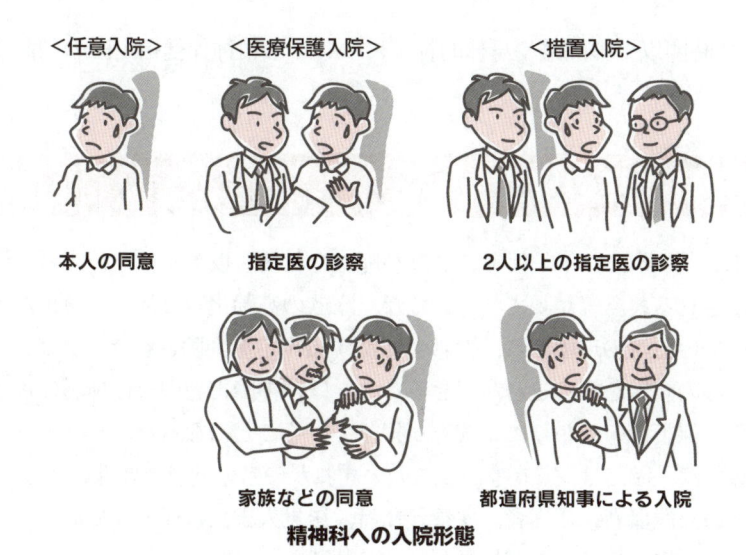

<任意入院> <医療保護入院> <措置入院>

本人の同意　　指定医の診察　　2人以上の指定医の診察

家族などの同意　　都道府県知事による入院

精神科への入院形態

精神保健指定医

精神保健法によって，その制度が発足。
入院設備のある精神科病院は，精神保健指定医を置かなければならない。
人権へ配慮した適切な医療行為に対する全責任を負う。
指定後は5年度ごとの研修を受講しなければならない。

＜要件＞
医師としての臨床経験が5年以上
精神科臨床経験が3年以上
定められた精神障害の臨床経験を有する研修修了者

＜精神保健指定医のみ認められている医療行為＞
①応急入院，緊急措置入院，医療保護入院における入院の必要性の判定
②緊急措置入院，医療保護入院における入院継続の必要性の判定
③隔離・身体拘束の行動制限指示

▷　精神保健指定医であっても入院患者が行政機関に電話・面会を行うことは制限できない。

▷ 12時間以上の隔離や身体的拘束については精神保健指定医の判断が必要。

保護者制度の廃止

　2013（平成25）年，保護者制度が廃止された。以前は精神障害者に治療を受けさせる義務等が課されていたが，家族の高齢化等に伴い，負担が大きくなっている等の理由から，保護者に関する規定を削除された。なお，「退院請求等の請求をすることができること」は精神障害者の人権擁護に係ることから，保護者の代わりに家族等が担っていくことになった。

　医療保護入院では，家族等のうちのいずれかの者の同意を要件とする。家族等とは，配偶者，親権者，扶養義務者，後見人または保佐人であり，該当者がいない場合等は，市町村長が同意の判断を行う。

入院の形態

既出問題チェック　一般問題

> ☐ 措置入院について正しいのはどれか。（改変）88-A85
> 1 入院の要否は2人以上の精神保健指定医が判断する。
> 2 隔離室（保護室）のない精神科病棟には入院できない。
> 3 精神障害が完全寛解するまで入院は継続される。
> 4 退院のときは保健所長に届け出る。

解答・解説

1 ○ 都道府県知事が指定した2人以上の精神保健指定医の診察の結果，入院が必要であると一致した場合に措置入院となる。
2 × 国もしくは都道府県の設置した精神科病院，または指定病院に入院させることができる。
3 × 精神障害のために自身を傷つけたり，他人に害を及ぼすおそれがないと認められたときには退院させなければならない。
4 × 退院（もしくは措置解除）の際は，最寄りの保健所長を経て都道府県知事に届け出なければならない。

> ☐ 精神保健指定医を指定するのはどれか。105-P60
> 1 保健所長
> 2 都道府県知事
> 3 厚生労働大臣
> 4 精神保健福祉センター長

解答・解説

1 ×
2 ×
3 ○ 厚生労働大臣が5年以上の診療経験，所定の研修，ケースレポートの提出などを認めた医師を精神保健指定医として指定する。
4 ×

☑ 精神科病院に医療保護入院をしている患者から退院請求があった。入院継続の適否について判定するのはどれか。104-A68
1 保健所
2 地方裁判所
3 精神医療審査会
4 地方精神保健福祉審議会

解答・解説

1 ×保健所は，精神保健福祉法および地域保健法に基づき，地域住民の広範な精神保健福祉サービス事業を実施する。精神障害者の早期治療の促進，社会参加の促進，地域住民の精神的健康の保持向上を図る活動を行う。
2 ×地方裁判所は特定の地域を所管する裁判所を意味し，一般に，通常司法事件の第一審裁判所としての役割を担っている。
3 ○精神医療審査会は，精神障害者の人権に配慮した適正な医療および保護の確保のために，精神科入院の要否や処遇の適否などを審査する機関である。
4 ×地方精神保健福祉審議会は，都道府県知事の諮問に答えるほか，精神保健及び精神障害者の福祉に関する事項に関して都道府県知事に意見を具申することができる。

☑ 精神保健及び精神障害者福祉に関する法律に基づく入院形態で**ない**のはどれか。103-A68
1 任意入院
2 応急入院
3 勧告入院
4 医療保護入院

解答・解説

1 ○入院を必要とする精神障害者本人の同意がある場合の入院形態である。精神疾患患者の入院のうち54％がこの入院形態である（2012〈平成24〉年）。
2 ○速やかに入院させる必要があるが，本人および家族等の同意が得られない場合の入院形態である。
3 ×精神保健福祉法にこのような入院形態はない。
4 ○入院を必要とする精神障害者で，自傷他害のおそれはないが，本人の同意が得られないため家族等の同意によって行う入院形態である。精神疾患患者の入院のうち45％がこの入院形態である（2012〈平成24〉年）。

入院の形態

既出問題チェック　状況設定問題

　32歳の男性。「4月に係長になったが，部下との関係がうまく行かない。やる気はあるのだが，会社に出ると仕事が手につかず，落ち着かなくなる。会社のことを考えると出勤できなくなる日もある。何とかしたい」と訴えて受診した。適応障害と診断され，1か月通院し，精神療法と薬物療法とを受けたが，状態は改善しなかった。主治医の入院治療の提案に応じ，精神科開放病棟に入院した。

☐ 精神保健及び精神障害者福祉に関する法律上の入院形態はどれか。95-P82
1 措置入院
2 医療保護入院
3 応急入院
4 任意入院

☐ 入院後，患者はナースステーションで落ち着いて荷物を整理していた。看護師が入院までの仕事に関する経緯を聞くと突然表情をこわばらせ「ドキドキする。何とかしてほしい」と訴えたので，話を中断して病室に誘導した。
この患者の状態はどれか。95-P83
5 躁状態
6 不安状態
7 うつ状態
8 昏迷状態

☐ この日の対応で正しいのはどれか。**2つ選べ**。95-P84
9 落ち着いたら仕事の話を再開する。
10 休息できるよう環境を調整する。
11 一般的な日常会話を交わす。
12 他の患者との交流を促す。

解答・解説

1 ×
2 ×
3 ×
4 ○

　この問題では，本人が主治医の入院治療の提案に応じて，開放病棟へ入院していることから，任意入院であると判断できる。

5 ×
6 ○
7 ×
8 ×

　不安状態では身体的反応として，動悸，頻脈，胸部圧迫感，過呼吸，めまいなどの自律神経系の症状がみられる。看護師が仕事の経緯を尋ねたあと，動悸を訴えていることから判断できる。

9 ×
10 ○
11 ○
12 ×

　落ち着ける環境の確保や安心して感情表現できる雰囲気を作り，気持ちを受けとめて休息できる環境を調整することが重要である。問題に直面化させることは本人にとってストレスとなり，病状の悪化を招くことになるので緊張感の少ない一般的な日常会話を交わすことが適切である。

19歳の男性。大学生。両親と兄の4人家族。1か月前から自室で独語をしながら片脚跳びをしている。母親に注意されると「『これをやめたら人生ゲームに乗り遅れる。やめたらおまえの負けだ』という声が聞こえてくる」と言い，夜間も頻繁に行っていた。母親が早く寝るように言うと，殴りかかろうとしたこともあった。次第に，食事や睡眠がとれなくなり，父親と兄に伴われ精神科病院を受診した。父親と精神保健指定医とに説得され入院の勧めに応じた。

☐ 入院形態はどれか。98-P118
1 措置入院
2 任意入院
3 医療保護入院
4 緊急措置入院

☐ 患者は看護師に「声が聞こえてくると，どうしても片脚跳びをやってしまう」と訴えている。
対応で適切なのはどれか。**2つ選べ**。98-P119
5 「声が聞こえるのですね。つらいですね」
6 「誰が何と言っていますか。詳しく教えてください」
7 「体が心配です。できるだけ休んで下さい」
8 「片脚跳びをやめても何事も起きないから大丈夫ですよ」
9 「声が言っていることは間違っていますよ」

☐ 消灯後自室（個室）で片脚跳びを続けている患者に声をかけたところ，突然怒りだし，なだめようとするがゴミ箱を蹴るなどの攻撃性がエスカレートしてきた。
対応で適切なのはどれか。(改変) 98-P120
10 このままだと隔離室（保護室）に入室することになると伝える。
11 複数の看護師が病室に出向いて話を聞く。
12 興奮を静めるためにタッチングをする。
13 乱暴な振る舞いをしないよう注意する。

解答・解説

1 ×
2 ○
3 ×
4 ×

任意入院は精神障害者自身の同意に基づいて入院するものであり，「父親と精神保健指定医に説得され（本人が）入院の勧めに応じた」ので，任意入院である。

5 ○
6 ×
7 ○
8 ×
9 ×

発言内容に共感を示し，そのつらさを思いやる対応は適切である。また，患者の疲労感に焦点をあてた話題で話しかけることは，患者の現実感を強化する効果もある。

10 ×
11 ○
12 ×
13 ×

注意や説得に対して患者は自分が否定されたと感じる可能性があり，また，患者に恐怖や脅威を与えることはますます攻撃性を強める。物理的な距離を維持しながら，患者に安心感を与え，患者と看護者の安全を確保できる複数での対応が望ましい。

第7章 精神障害者のリハビリテーション

1 社会復帰・社会参加の基本 …………254
2 社会資源の活用と調整 …………………258

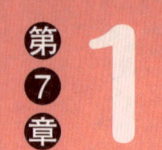

第7章 1 社会復帰・社会参加の基本

> **学習の要点**
> 「精神障害」をどのようにとらえるかの基本を学び，そこからリハビリテーションの目的を理解しましょう。

基本的な考え方

障害について生活，環境に視点を置いてとらえた考え方
→国際生活機能分類（ICF：International Classification of Functioning, Disability and Health）概念

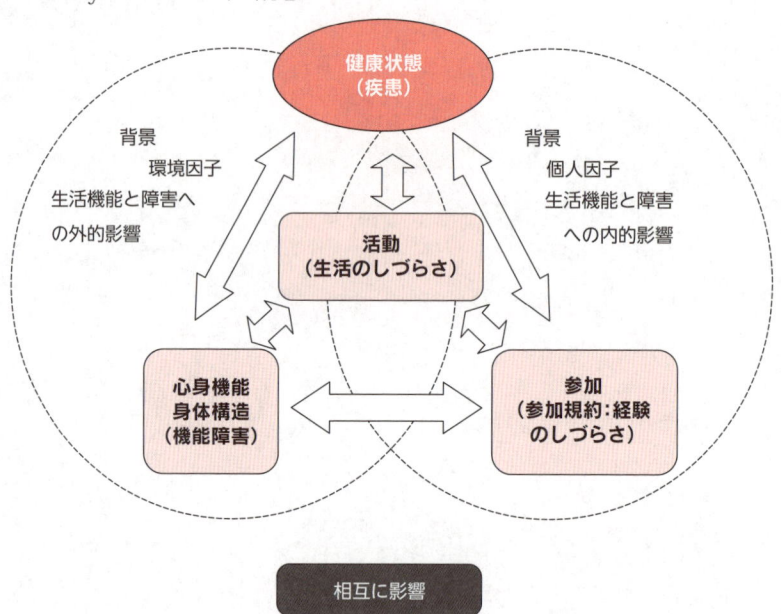

```
                    健康状態
                    （疾患）
                       ↕
   背景                                背景
   環境因子                            個人因子
   生活機能と障害への        活動          生活機能と障害
   外的影響              （生活のしづらさ）    への内的影響
            ↕                        ↕
       心身機能                       参加
       身体構造                   （参加規約：経験
       （機能障害）                  のしづらさ）
```

相互に影響

厚生労働省　社会・援護局障害保健福祉部企画課　ICFの構成要素間の相互作用より改変

精神科におけるリハビリテーションの目的

①症状の軽減
②慢性化，二次的障害の予防
③生活再建や生活調整による社会復帰の促進
④再発の予防

精神障害者ケアマネジメント

　障害者本人の意向を尊重しつつ，福祉，保健，医療，教育，就労等障害者のニーズにあわせ，地域に散在する多くの社会資源サービスを有効に活用できるように総合的かつ継続的に支援する。

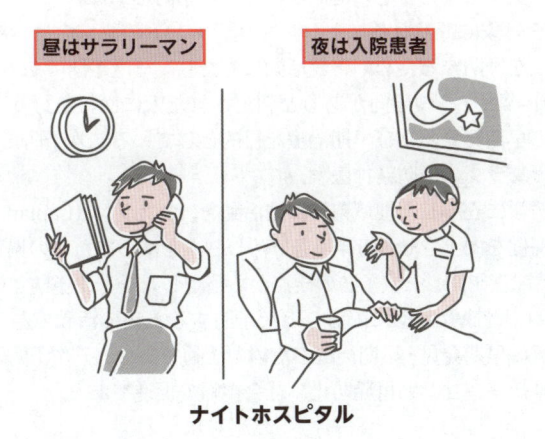

ナイトホスピタル

社会復帰・社会参加の基本

既出問題チェック　一般問題

☐ 地域精神保健活動における二次予防はどれか。105-A58
1. 精神科病院で統合失調症患者に作業療法を行う。
2. 精神疾患患者に再燃を予防するための教育を行う。
3. 地域の住民を対象にストレスマネジメントの講演会を行う。
4. 会社の健康診断でうつ傾向があると判定された人に面接を行う。

解答・解説

1. ×精神科入院患者を対象に行われる作業療法は，症状の進行を防ぎ，機能回復を目指すことから三次予防である。
2. ×精神疾患患者に再燃予防のための教育を行うことは，不健康な状態に陥ることを予防，回避することで心の健康を保つ三次予防である。
3. ×地域住民を対象に行われるストレスマネジメントの講演会は，精神的な不健康状態の発生を予防するための啓発活動にあたり，一次予防である。
4. ○会社の健康診断でうつ傾向があると判定された人に面接を行うことは，精神疾患の発生の早期発見および早期治療を目的としている二次予防にあたる。
　＜補足＞カプランの予防精神医学
　予防精神医学に立脚した地域精神保健活動を，カプラン（Caplan, G）は「地域住民の精神保健を向上させ，精神障害で苦しむ人を減らすための過程」と定義し，一次予防，二次予防，三次予防の観点から整理した。一次予防とは精神障害の発生や精神的不健康な状態に陥ることを予防するための活動であり，二次予防とは精神障害の早期発見・早期治療のための活動であり，三次予防とは精神障害者のリハビリテーションと再発防止，社会復帰の促進である。

☑ 精神障害者のリカバリ〈回復〉の考え方で正しいのはどれか。**2つ選べ**。104-A90
1 患者に役割をもたせない。
2 薬物療法を主体に展開する。
3 患者の主体的な選択を支援する。
4 患者のストレングス〈強み・力〉に着目する。
5 リカバリ〈回復〉とは病気が治癒したことである。

解答・解説

1 ×患者が求める生き方を主体的に追及することであるため，患者自身が役割をもち可能な限り自立した生活を送ることを目指す。
2 ×リカバリは，自分が求める生き方を主体的に追及することであり，薬物療法はそれを実現させるための手段の1つであり，主体とはならない。
3 ○精神障害者のリカバリは，それを支援することが医療関係者や福祉関係者に求められることから，患者の主体的な選択を支援していくことが必要である。
4 ○リカバリの実現のためには，患者のストレングスに注目して伸ばすことが有効である。すべての人には必ず何らかのストレングスがあると考える。
5 ×病気の治癒や症状をなくすことが目的ではなく，本人が日常の生活の中で求める夢や希望の実現にむけて周囲の支援者が支えていくことである。

第7章 2 社会資源の活用と調整

学習の要点　精神障害者の保健医療福祉サービス体系について，どのような枠組みでサービス提供が行われているのか，その役割を含め整理しておきましょう。

基本的な考え方

保健医療サービス

保健所・市町村保健センター
　地域精神保健の第一線行政機関
＜業務＞
・サービス窓口（医療と保護に関する事務）
・管内の精神保健福祉に関する実態把握
・精神保健福祉相談
・訪問指導
・患者家族会などの活動に対する援助と指導
・教育，広報活動と協力組織の育成
・関係諸機関との連絡調整

精神保健福祉センター
　精神保健福祉法に規定された機関
　すべての都道府県，政令指定都市に設置
＜業務＞
・保健所，市町村保健センターと精神保健関係諸機関に対する技術指導と技術援助
・複雑困難事例の相談，技術援助
・関係諸機関職員教育研修
・精神医療審査会事務
・公費負担医療，精神障害者保健福祉手帳の認定に係る事務
・精神保健に関する広報普及，調査研究

病院・医院
　精神疾患治療を主に行う医療機関
・通院医療の一環で，精神科デイケア，ナイトケア
・精神科訪問看護

福祉サービス

障害者総合支援法によるサービスの全体像（精神障害者の利用が少ないサービスは省略）

自立支援給付 → 障害者・児 ← **地域生活支援事業**

介護給付
・居宅介護（ホームヘルプ）・同行援護・重度訪問介護・行動援護・重度障害者等包括支援
・療養介護・生活介護・短期入所（ショートステイ）・施設入所支援

訓練等給付
・自立訓練（機能訓練，生活訓練）・就労移行支援・就労継続支援・共同生活援助（グループホーム）

自立支援医療
・精神通院医療　※実施主体は都道府県等

・相談支援
・地域活動支援センター
・移動支援
・その他の社会生活支援（福祉ホームなど）

・人材育成 等
・専門性の高い相談支援
・広域的な対応が必要な事業

都道府県 → 支援 → 市町村

厚生労働省・全国社会福祉協議会　障害者総合支援法のサービスの利用について平成22年4月版より一部改変

介護給付	同行援護	視覚障害により，移動に著しい困難を有する人に，移動に必要な情報の提供（代筆，代読を含む），移動の援護等の外出支援を行う
	居宅介護（ホームヘルプ）	自宅で，入浴，排せつ，食事の介護等を行う
	重度訪問介護	重度の肢体不自由者または重度の知的障害もしくは精神障害により，行動上著しい困難を有する人で常に介護を必要とする人に，自宅で，入浴，排せつ，食事の介護，外出時における移動支援などを総合的に行う
	行動援護	自己判断能力が制限されている人が行動するときに，危険を回避するために必要な支援や外出支援を行う
	重度障害者等包括支援	介護の必要性がとても高い人に，居宅介護等複数のサービスを包括的に行う
	短期入所（ショートステイ）	自宅で介護する人が病気の場合などに，短期間，夜間も含め施設で，入浴，排せつ，食事の介護等を行う
	療養介護	医療と常時介護を必要とする人に，医療機関で機能訓練，療養上の管理，看護，介護および日常生活の支援を行う
	生活介護	常に介護を必要とする人に，昼間，入浴，排せつ，食事の介護等を行うとともに，創作的活動または生産活動の機会を提供する
	障害者支援施設での夜間ケア等（施設入所支援）	施設に入所する人に，夜間や休日，入浴，排せつ，食事の介護等を行う
訓練等給付	自立訓練	自立した日常生活または社会生活ができるよう，一定期間，身体機能または生活能力の向上のために必要な訓練を行う。機能訓練と生活訓練がある
	就労移行支援	一般企業等への就労を希望する人に，一定期間，就労に必要な知識および能力の向上のために必要な訓練を行う
	就労継続支援（A型＝雇用型，B型＝非雇用型）	一般企業等での就労が困難な人に，働く場を提供するとともに，知識および能力の向上のために必要な訓練を行う。雇用契約を結ぶA型と，雇用契約を結ばないB型がある
	共同生活援助（グループホーム）	共同生活を行う住居で，相談や日常生活上の援助を行う。また，入浴，排せつ，食事の介護等の必要性が認定されている人には介護サービスも提供する。さらに，グループホームを退居し，一般住宅等への移行を目指す人のためにサテライト型住居がある。 ※平成26年4月1日から共同生活介護（ケアホーム）はグループホームに一元化された。
地域生活支援事業	移動支援	円滑に外出できるよう，移動を支援する
	地域活動支援センター	創作的活動または生産活動の機会の提供，社会との交流等を行う施設である
	福祉ホーム	住居を必要としている人に，低額な料金で，居室等を提供するとともに，日常生活に必要な支援を行う

障害者福祉のサービスの利用について平成27年4月版より一部改変

精神障害者の居住施策

<障害者総合支援法が定める居住支援>
　共同生活援助（グループホーム），福祉ホームの2種類である。
<精神保健福祉法が定める居住支援>
　生活訓練施設（援護寮）
　なお，生活保護法に基づき設置されている救護施設や，短期間であれば障害者総合支援法が定める短期入所（ショートステイ）も利用できる。

自立支援医療

　精神疾患で通院する場合，医療費が軽減される制度。
　継続的に通院しやすくするため，原則1割負担。

精神障害者保健福祉手帳

　平成7（1995）年に創設された制度。
<対象者>
　精神障害があるために，長期にわたり日常生活や社会生活に相当な制限を受ける者。
<目的>
　社会復帰を促進し，本人の自立と社会参加の促進を図ること。
<手帳に基づく支援施策>
　①通院医療費の公費負担
　②各種税制の優遇措置
　③生活保護の障害者加算などの申請と認定の手続きの簡素化
　④公共交通機関の運賃割引，携帯電話，各種施設の利用料割引

保健師

　厚生労働大臣の免許を受けて，保健師の名称を用いて保健指導に従事することを業とする者をいう。国家資格。
　人々の健康増進や疾病の予防に向けた支援を行う。主に地方自治体に所属して，精神保健分野の施策を担っている。

精神保健福祉士

　平成9（1997）年に法制化。国家資格。
　精神障害者自身の社会復帰に向けた自助努力を支援するため，日常生活上のさまざまな相談，助言，指導などが主な業務。

作業療法士

　昭和40（1965）年に法制化。国家資格。
　身体または精神に障害のある者に対し，主としてその応用的動作能力または社会的適応能力の回復を図るため，手芸，工作その他の作業を行わせること（作業療法）を，厚生労働大臣の免許を受けて，作業療法士の名称を用いて，医師の指示の下に行うことを業とする者をいう。
　精神科医療では作業療法はリハビリテーションの大きな柱の1つ。

精神保健福祉相談員

　精神保健福祉士が資格名称であるのに対し，精神保健福祉相談員は職業名称。
　業務内容は，精神保健福祉士と同じ。

セルフヘルプグループ

患者（当事者）やその家族が，ともに語り合うことを通じてお互いに支え合うことや，自立，相互援助，社会的立場の向上などを目指す非専門家集団のグループ。

名称は自助グループ，患者会，回復者クラブなどさまざまで，断酒会，AA〈Alcoholics Anonymous〉，日本てんかん協会，精神障害者の家族会，認知症の人と家族の会などはこれにあたる。

行政や社会に向けた活動を行うこともある。専門家との連携も重要。

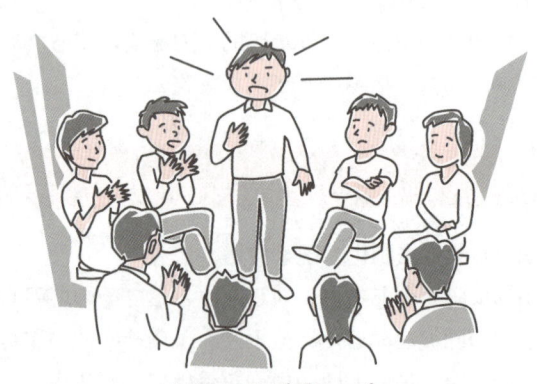

セルフヘルプグループ

チーム医療

さまざまに専門分化した医療職種が，それぞれの専門性を活かし，連携を取りながら患者の治療にあたること。情報はチームスタッフで共有し，相互に協力しながら患者の治療目標達成に向けて包括的なアプローチをしていくことが重要。

社会資源の活用と調整

既出問題チェック　一般問題

☐ 精神保健福祉士について正しいのはどれか。90-A37
1. 都道府県知事が免許を交付する。
2. 精神保健及び精神障害者福祉に関する法律で業務が定められている。
3. 医師の指示で診療の補助を行う。
4. 精神障害者の社会復帰に関する相談援助を行う。

解答・解説

1. ×精神保健福祉士試験に合格した者に対して，厚生労働大臣が交付する。
2. ×精神保健福祉士法（平成9年制定）でその業務が定められている。
3. ×精神保健福祉士は，医療施設ばかりではなく精神障害者の社会復帰の促進を図ることを目的とする施設でも就業している。
4. ○社会復帰に関する相談に応じて，助言，指導，日常生活への適応のために必要な訓練その他の援助を行う。

☐ 訪問看護師の関わりで最も適切なのはどれか。104-A69
1. 看護師の判断で訪問時間を延長する。
2. 療養者のライフスタイルを尊重する。
3. 1人暮らしの療養者では家族のことは考慮しない。
4. 訪問時間以外での療養者との個人的な付き合いを大切にする。

解答・解説

1. ×訪問看護実施時間は要介護度などに応じた支給限度額の範囲の中で医師の指示書に基づき決定される。また費用の問題も発生するため，独断では決められない。
2. ○在宅では，生活する療養者の意志を尊重しながら看護を行うことが適切である。
3. ×療養者の中には，家族がいても1人暮らしを選択する場合がある。家族との関係のありようを確認しつつ，療養者への協力や支援状況について把握しておくことは重要である。
4. ×訪問看護は看護者と療養者の関わりから生じる関係性である。利害が発生するような関係性は倫理的に問題となるため，個人的付き合いは好ましくない。

☐ 統合失調症で長期入院している患者。体格はやせ型で中背，活動性はやや低下している。状態が安定し退院が予定され，受け持ち看護師を中心とした支援チームが作られた。
参加を求める職種で優先度の高いのはどれか。**2つ選べ**。96-A147
1 管理栄養士
2 精神保健福祉士
3 作業療法士
4 理学療法士

解答・解説

1 ×
2 ○ ｝精神科医療チームのコアスタッフとしては，精神保健福祉士，作業療法士が適切。
3 ○
4 ×

☐ 家族と同居している統合失調症患者の訪問看護で正しいのはどれか。94-A150
1 患者の生活技術を向上させる。
2 入院中と同様に服薬管理は看護師が行う。
3 家族に対する心理的援助を行う。
4 食事は家族に手作りさせる。

解答・解説

1 ×地域で生活する精神障害者にとって生活技術を向上させることは大切だが，それが訪問看護の主な援助目的とはいえない。
2 ×服薬管理は本人が主体になって家族がサポートする形態が適切であり，入院中と同様に看護師が行うのは不適切である。
3 ○家族は疾患の理解や本人への接し方などに関して戸惑うことが多いので，それらを含めた心理的援助は大切である。
4 ×家族に手作りの食事を強いることは，家族への負担感を増強させる可能性が高いので不適切である。

☐ Aさん(40歳, 男性)は, 5年前に勤めていた会社が倒産し再就職できず, うつ病(depression)になった。その後, 治療を受けて回復してきたため, 一般企業への再就職を希望している。
Aさんが就労を目指して利用できる社会資源はどれか。105-P59
1 就労移行支援
2 就労継続支援A型
3 就労継続支援B型
4 自立訓練〈生活訓練〉

解答・解説
1 ○一般企業に就職を目指す障害をもつ者に対し, 就労に必要な知識・能力の向上を目的とした訓練や準備, 就職活動支援および就職後の職場定着支援を行う。
2 ×事業所内において雇用契約に基づく就労の機会の提供や, 就労に必要な知識および能力の向上のために必要な訓練などを行う。
3 ×雇用契約を結ばずに就労の機会や生産活動の機会の提供を支援する。
4 ×地域生活における生活能力の維持・向上を目的とし, 入浴や排せつ, 食事などに関する自立した日常生活を営むために必要な訓練・相談・助言・支援を行う。

☐ 生活技能訓練〈SST〉について正しいのはどれか。105-A60
1 退院支援プログラムの1つである。
2 診断を確定する目的で実施される。
3 セルフヘルプグループの一種である。
4 精神分析の考え方を応用したプログラムである。

解答・解説
1 ○入院患者を対象に, 退院後の生活の中で予測される生活上の課題・問題への対処方法を身につけるため, 退院支援としてSSTが実施される。
2 ×SSTは支援方法の1つであり, 診断を確定する目的で実施されることはない。
3 ×セルフヘルプグループは, 何らかの障害や困難などを抱え, 同じ状況にある当事者が自発的に組織し運営するグループである。
4 ×SSTでは学習理論や行動理論, 認知行動療法などの理論をベースにしており, 精神分析の考え方である無意識や防衛機制は取り扱わない。

☐ 社会福祉に関係する職種とその業務についての組合せで正しいのはどれか。
103-P38
❶ 精神保健福祉士―――――精神障害者保健福祉手帳の発行
❷ 介護支援専門員―――――居宅サービス計画の作成
❸ 介護福祉士―――――――生活保護の認定
❹ 社会福祉士―――――――要介護度の認定

解答・解説

❶ ×精神保健福祉士は，精神障害者の社会復帰の相談，助言，指導などを行う。
❷ ○介護支援専門員（ケアマネジャー）は，要介護者の状況に応じて居宅サービス計画（ケアプラン）を作成する。
❸ ×介護福祉士は，社会福祉の現場で入浴・排泄・食事などの介護を行う。
❹ ×社会福祉士は，精神障害のある者に対する社会福祉に関する相談・助言・指導・援助を行う。

☐ 精神科デイケアの目的はどれか。103-A70
❶ 陽性症状を鎮静化する。
❷ 社会生活機能を回復する。
❸ 家族の疾病理解を深める。
❹ 単身で生活できるようにする。

解答・解説

❶ ×陽性症状の鎮静化を目的とするのは急性期治療である。
❷ ○社会生活機能を回復することは，精神科デイケアの目的である。
❸ ×患者の病期に関わらず，家族の疾病理解を深めるためには，家族心理教育などが有効である。
❹ ×精神科デイケアは，社会参加を容易にすることが目的であるが，単身で生活することがゴールではない。

社会資源の活用と調整

既出問題チェック　状況設定問題

Aさん（40歳，男性）は，大学1年生のときに統合失調症(Schizophrenia)を発症し，精神科病院に20年入院している。今回，退院して両親と同居することになった。入院中は定期的に作業療法に参加しており，日常生活は自立している。服薬は自己管理となっているが，時々飲み忘れることがある。

☐ Aさんは1週間後に退院する予定だが「退院したら薬を飲むのはやめようかな」と看護師に話すことがある。時々幻聴に関して訴えがあり，睡眠が不規則になる。
退院後Aさんが利用するサービスで最も適切なのはどれか。103-P112
1 訪問介護
2 精神科作業療法
3 精神科訪問看護
4 訪問リハビリテーション

☐ 退院後3か月，Aさんは処方どおりに服薬している。Aさんの母親から「退院してからずっと1日中家の中で何もせず過ごしています。夫は本人に働くよう言っています」と看護師に相談があった。
母親への対応として最も適切なのはどれか。103-P113
5 「もう一度入院を考えてみますか」
6 「アルバイトを探してはいかがですか」
7 「Aさんはどう考えているようですか」
8 「お薬の調整を主治医に相談してみましょうか」

☐ Aさんは受診時に「毎日父親に責められます。実家を出て生活してみたいです」と訴えた。Aさんに単身生活の経験はない。
Aさんに勧める社会資源で最も適切なのはどれか。103-P114
9 自立訓練〈生活訓練〉
10 小規模多機能型居宅介護
11 短期入所〈ショートステイ〉
12 共同生活援助〈グループホーム〉

解答・解説

1 ×訪問介護は介護福祉士等が自宅を訪問して、日常生活上の世話をするものである。
2 ×服薬管理や幻聴、睡眠に関するサービス利用が求められる状況なので、精神科作業療法は不適切である。
3 ○服薬管理や幻聴、睡眠が不規則であるという問題により日常生活が不安定になる可能性がある。看護師が生活の場に出向いて支援を行う精神科訪問看護が最も適切なサービスである。
4 ×訪問リハビリテーションとは、居宅要介護者に対して心身の機能の維持回復を図り、日常生活の自立のための理学療法や作業療法などを行うサービスである。
＜補足＞精神科訪問看護
精神科訪問看護は単身生活者、日常生活が不安定な者などを対象に行われる。本人が訪問看護を拒否することもあるが、原則として本人や家族の同意を得て行い、地域生活の中での自立に向けた看護の提供を行う。特に、治療に対する動機づけが弱いケースでは外来通院治療や服薬の中断が生じやすいので、再発防止、症状悪化の早期発見、地域生活の維持などが重要になる。

5 ×「1日中家の中で何もせず過ごしている」というだけの根拠で再入院を話題にして対応することは不適切である。
6 ×入院中に作業療法の経験はあるものの20年入院していたAさんに対し、退院後3か月の時点で就労を促すのは時期尚早である。
7 ○同居中の両親の意見や要望を聴くことも大切であるが、当事者であるAさん自身の考え方を確認する対応が最も適切である。
8 ×日中の活動が不活発であることを理由に、向精神薬の調整に限定して主治医に相談するのは不適切である。

9 ×自立訓練〈生活訓練〉では、知的障害者または精神障害者に対して、入浴・排せつ・食事などに関する自立した生活を営むために必要な訓練や相談などの支援を行う。
10 ×小規模多機能型居宅介護は、施設への通所・短期宿泊・訪問を組み合わせて日常生活上の支援や機能訓練を行うサービスである。
11 ×短期入所〈ショートステイ〉は、居宅で介護を受けている者が施設に短期間入所し、入浴・排せつ・食事などのサービスを行うものである。
12 ○単身生活の経験がないAさんには適切である。共同生活援助〈グループホーム〉は精神障害者が共同で居住する形態で、世話人が食事の世話や服薬指導などの援助を行う。

注：厚生労働省の正答は**9**であるが、自立訓練〈生活訓練〉および共同生活援助〈グループホーム〉の社会資源としての特徴をふまえ、本書では**12**を正答とする。

用語解説

用語解説索引

あ

悪性症候群/272
アドヒアランス/272
アドボカシー/272
アメンチア/272
アルコール離脱せん妄/279
アンビバレンツ/286

インフォームドコンセント/272

ウェクスラー成人知能検査/273
ウェルニッケ脳症/273
内田・クレペリン連続加算テスト/273

エディプスコンプレックス/273
エンパワメント/274

置き換え/274
汚名/279

か

絵画統覚テスト/274
概日リズム/278
改訂長谷川式簡易知能評価スケール/274
隔離/275
仮性認知症/275
カタルシス/275
カタレプシー/275
空の巣症候群/275
感情失禁/276
感情鈍麻/276
感情労働/276
緘黙/276

危機/277
偽認知症/274
拒絶/276
拒否/276

クライシス/277

権利擁護/272

拘禁反応/277
行動制限/277
合理化/277
コンプライアンス/277
昏迷/278

さ

サーカディアンリズム/278
作業せん妄/278
サンドイッチ症候群/278

仕事中毒/287
自助グループ/280
修正型電気けいれん療法/278
昇華/279
浄化/275
情動失禁/276
職業せん妄/278
振戦せん妄/279

スティグマ/279
ストレングス/279
スーパービジョン/279

セネストパチー/280
セルフヘルプグループ/280

喪失体験/280

た

退行/280
代償/281
多幸症/281
田中ビネー式知能テスト/281
力/279
恥辱/279

強み/279

転移/281

同一化/281
投影/282
投射/282
逃避/282
取り入れ/281

な

ナルコレプシー/282

認知行動療法/282

ノンレム睡眠/282

は

肺血栓塞栓症/283
反動形成/283

ピアサポーター/283

不名誉/279
プレコックス感/283
プロセスレコード/284

ベンダー・ゲシュタルトテスト/284

防衛機制/284
ホスピタリズム/284

ま

ミネソタ多面人格テスト/284
もうろう状態/285
モラトリアム/285

や

夜間せん妄/285
矢田部・ギルフォード性格テスト/285
予期不安/285
抑圧/286

ら

リカバリー/286
離人体験/286
両価性/286
レム睡眠/286
ロールシャッハテスト/287

わ

ワーカホリック/287

英字

adherence/272
advocacy/272
Ambivalenz/286
Amentia/272
BGT/284
catalepsy/275
catharsis/275
cénestopathie/280
circadian rhythm/278
compliance/277
crisis/277
empowerment/274
empty nest syndrome/275
euphoria/281
false dementia/275
HDS-R/274
hospitalism/284
informed consent/272
malignant syndrome/272
MMPI/284
moratorium/285
narcolepsy/282
non-REM 睡眠/282
Oedipus complex/273
peer supporter/283
Praecoxgefül/283
process record/284
pseudorabies dementia/275
pulmonary thromboembolism/283
recovery/286
REM 睡眠/286
sandwich syndrome/278
Self Help Group/280
Social Skills Training/273
SST/273
stigma/279
strength/279
supervision/279
TAT/274
WAIS/273
Wernicke's encephalopathy/273
workaholic/287
Y-G テスト/285

あ

悪性症候群
あくせいしょうこうぐん
malignant syndrome（英）

主に抗精神病薬を服用中に発症する重大な副作用で，放置すると生命に関わることもある。抗精神病薬を増量，変更，中止したときに生じやすく，早期発見，早期対応が必要である。「原因がなく，37.5℃以上の高熱が出る」「手足がふるえる」「話しづらい」「呼吸数が増える」などの症状が出現する。特に，原因のはっきりしない発熱があった場合には注意を要する。

アドヒアランス
adherence（英）

患者が医療者から指示された治療法に従うというよりも，患者が積極的に治療方針のプロセスに参加し，その決定に従って治療を受けるという考え方である。服薬アドヒアランスを良好に維持するための要因としては，治療内容や患者-医療者間の相互関係などがある。生活習慣病や精神疾患などのように長期にわたって服薬が必要であり，患者側の主体的意識が重要な分野で強調されている。

アドボカシー〈権利擁護〉
けんりようご
advocacy（英）

自己の権利を表明することが困難な社会的弱者（障害者，認知症患者，寝たきりの高齢者など）の代わりに，代理となる者が権利主張などを表明すること。例えば，患者（障害者）のために，弁護する（代弁する）こと。または，患者を保護すること，患者とともに取り組むことなど。

アメンチア
Amentia（独）

意識変容が加わった特殊なタイプの意識障害である。意識混濁の程度は軽度で精神活動はある程度保たれているが，思考の混乱がみられる。本人は自己の変調に気づき，周囲に対する認知が不十分で外界の認識ができないために，困惑した態度を示す。運動性興奮を伴うことは少ないが，知的機能は低下する。感染症や頭部外傷，バセドウ病などの内分泌疾患などで出現する。

インフォームドコンセント
informed consent（英）

医療者側が治療や検査に関する情報を提供して患者側から同意を得ることを表し，「説明と同意」または「説明を受けたうえでの同意」と訳されている。留意点としては，理解できる方法や言葉で適切に説明した後に，医療者側が意図的に誘導せずに患者側が自由に判断して自己決定できる保証を与えることである。精神科医療においては，特に非自発的な入院や，

用語	解説
	患者に同意する能力が欠けている場合には慎重な対応が必要である。
ウェクスラー成人知能検査〈WAIS〉	成人の知能を個別に精密に診断し，知能構造を明らかにする知能検査である。検査は言語性問題と動作性問題からなり，個人の水準で言語面と動作面の比較が可能である。IQ〈知能指数〉換算表により言語性 IQ，動作性 IQ，全検査 IQ を算出することができ，知能障害の診断と指導に役立てることを目的とする。なお，児童に関してはウェクスラー児童用知能検査〈WISC〉が実施される。
ウェルニッケ脳症 Wernicke's encephalopathy（英）	ウェルニッケ脳症とコルサコフ症候群は，当初は別の疾患と考えられていたが，現在は同一疾患による臨床像の違いであるといわれている。ウェルニッケ脳症は，ビタミン B_1 の欠乏により間脳，中脳の小出血巣，血管増殖，壊死巣が生じるもので，眼球麻痺，運動失調，意識障害，健忘症候群などがみられる。種々の疾患で起こるが，大部分がアルコール依存症に伴うものだといわれている。
内田・クレペリン連続加算テスト	職業面での適性配置や性格診断の基礎資料を得ることができる検査である。1けたの数字が並んでいる検査用紙を渡して，できるだけ早く加算させ，1分ごとの行替えを行わせる。作業量の程度，休息効果の有無などを参考にいくつかの型に類型化されて判定がなされる。一度に多数の者に簡単に実施できること，被検者による意図的な操作ができにくいこと，非言語的検査であることなどが特徴である。
SST Social Skills Training（英）	生活技能訓練とも呼ばれている。主に精神障害者のリハビリテーションの分野で行われる認知行動療法の1つである。日常生活の中で必要とされる基本的な生活技能と対処能力の向上をはかることが目的である。社会的刺激を受けとめ（受信機能），その刺激を評価および判断し（処理機能），自分の意志や感情を相手に伝える（送信機能）という3つの機能に着目して訓練が実施される。
エディプスコンプレックス Oedipus complex（英）	フロイト（Freud, S.）が用いた人間の無意識に関する精神分析用語。人間は異性の親に対しては近親相姦的な愛情を感じて独占することを願い，同性の親に対しては怒りや嫉妬を抱

く。しかし，それは社会的に認められないので，意識の中にとめておくことができずに無意識内に抑圧される。この好ましくない感情を無意識の世界におさえ込んでいる状態をエディプスコンプレックスという。

エンパワメント empowerment（英）	個人や社会が発展または改革するために必要な力をつけるということ。個人や集団に夢や希望を与え，勇気づけることで，その人が本来もっている潜在能力を引き出して顕在化させ，そのことによって人の生きる力を湧き出させることである。対義語はディスエンパワメント（disempowerment）で力が奪われることを意味する。
置き換え	意識することを禁止されている考え方や態度，感情が，危険をもたらす不安がある場合に対象を他に移し替える防衛機制。例えば，嫌いな同級生に向けられるべき攻撃的態度をその人の持ち物に向けたり，反抗したくても反抗できない親への敵意を親に似た人物に置き換えて非難することが起こる。また，別の対象に欲求の方向性を替えたり，欲求水準を下げることもある。置き換えの代表的なものが「昇華」であるといわれる。

か

絵画統覚テスト〈TAT〉	絵画統覚テストは，パーソナリティの潜在的な衝動，感情，情緒および葛藤を明らかにするうえで有効だといわれている。統覚とは，絵画を通じて被験者の内面が知らないうちに自然にそこに投影されてくる知覚形成のことである。被検者の空想を刺激し，しかも多様に解釈できる絵画を刺激図にして物語を語らせて人格像を描き出すところに特徴があるといわれている。
改訂長谷川式簡易知能評価スケール〈HDS-R〉	老年期における知的機能の低下を診断・評価し，認知症のスクリーニングを目的として開発された評価スケール。例えば，「お歳はいくつですか？」「今日は何年の何月何日ですか？」「何曜日ですか？」などの質問内容により，年齢，日時・場所の見当識，言葉の記銘，計算などの9項目の問題について評価する。30点満点中20点以下が認知症の疑いがあると判断される。

用語	解説
隔離（かくり）	隔離とは，隔離室〈保護室〉といわれる1人部屋に患者を収容して施錠し，患者の意志ではそこから出られない状況にする行動制限である。患者の症状が本人または周囲の者に危険を及ぼす可能性が高く，隔離以外の方法ではその危険を回避できない場合に，患者の医療と保護を図ることを目的にして行う。12時間を超える隔離については精神保健指定医の判断が必要であり，12時間を超えない場合は法で定められた隔離とはいわない。
仮性認知症（かせいにんちしょう）〈偽認知症（ぎにんちしょう）〉pseudorabies dementia（英）〈false dementia〉（英）	高齢者のうつ状態などにみられる可逆性の認知症様状態のこと。うつ状態による行動や思考の停滞や抑制が著しくなり，そのために真の認知症と間違えて診断される場合がある。ぼんやりとした表情で，簡単な質問や計算に対してきちんと答えられず，あたかも認知症があるかのようにみえる状態である。
カタルシス〈浄化（じょうか）〉catharsis（英）	うっ積している欲求や感情，葛藤などを自由に表現させることによって心の緊張を解き，不安や身体症状の軽減や自律神経の緊張を緩和する方法をいう。無意識的に抑圧されている過去の体験は意識に浮かべることが困難であり，精神療法や一般の面接，遊戯療法，芸術療法，レクリエーション療法などを用いて，自分の気持ちを言葉や動作，芸術活動などで表現し，感情を表出することによって解放感と安心感を得ることができる。
カタレプシー catalepsy（英）	緊張病症候群の一種で，統合失調症や脳器質性障害，解離性〈転換性〉障害などで出現する。受動的にとらされた姿勢を長い時間維持して，それが不自然な姿勢であっても自らの意志では元に戻そうとはしない状態。本人の意志の発動性が減退して他者からの影響性が強まり，自動的，機械的に受け入れる。例えば，身体の一部である手を上げた状態にすると，その与えられた姿勢をいつまでも続ける。
空の巣症候群（からのすしょうこうぐん）empty nest syndrome（英）	主に40歳代から50歳代の専業主婦にみられ，抑うつ状態に陥ることが特徴。子どもが自立したために親の役割が見出せなくなり，母親のもつ役割や生きがいを失うことによる一種の喪失体験である。また，更年期のホルモンバランスの変化や，夫との関係などの要因の影響もあると考えられている。

	症状としては，虚無感や不安などのほかに肩こりや頭痛などの身体症状があらわれることがある。
感情失禁〈情動失禁〉（かんじょうしっきん〈じょうどうしっきん〉）	情動とは急性の強い反応感情のことで，感情失禁〈情動失禁〉は，感情と情動の障害の1つである。情動のコントロールができない状態でわずかな刺激で強い感情があらわれる。笑って話していても，次第に泣き顔になって涙を流してしまったり，些細なことですぐに泣いたり，喜んだり，怒ったりするが，抑制することはできない。脳器質性疾患にみられる。
感情鈍麻（かんじょうどんま）	統合失調症や脳器質性疾患の末期の状態でみられるもので，刺激に対して豊かな感情が失われた状態。統合失調症の場合は，初期は鈍感で無神経な態度となり，進行すると感情が平板化して，周囲に無関心で感情のあらわれ方が不自然になったり，奇異な態度がみられることがある。他者や周囲の出来事に対する配慮や反応がなくなり，自発的な行動が失われた状態である。
感情労働（かんじょうろうどう）	感情労働は主に対人サービスを業務とする職種に特徴的であり，自己の感情を適切に管理し，場合によっては理不尽で非常識であると感じる要求に対しても相手に好ましい感情を引き起こすように努力することが求められる。なお，看護業務は肉体労働および頭脳労働でもあり，自己の感情をコントロールすることが求められる感情労働でもあるといわれる。
緘黙（かんもく）	正常な言語能力（話し言葉を理解し，話す能力）をもっているにも関わらず，話すことができない状態。すべての生活場面でみられる全緘黙と，特定の社会的状況に限られる選択性緘黙〈部分緘黙〉がある。選択性緘黙では，家族や親しい友達とは話せても，話すことが期待されている学校などでは話さない場合や，初めて会う人には黙ってしまう場合がある。また，緊張病症候群の中で緘黙の状態がみられることもある。
拒絶〈拒否〉（きょぜつ〈きょひ〉）	その場の状況との関連性がなく，合理的な理由もないのに他者からの指示，命令，働きかけに対して拒絶する状態をいう。他者の指示や働きかけを拒否するので，拒食（食事を拒否する），拒薬（薬を飲まない），緘黙（話しかけても言葉を発しない）などが問題になることがある。統合失調症の緊張型な

どでみられ，幻覚妄想などの異常体験によって引き起こされることが多いといわれる。

クライシス〈危機〉crisis（英）

一般的には，危機，重大局面，重大な分かれ目，岐路などを意味する。ある出来事に遭遇した後に精神的なバランスが崩れて混乱し，それまでその個人がもっていた対処方法が機能せず，苦痛や機能不全，精神症状などが生じた状況である。危機に直面する人に対しては，個人面接や集団精神療法，電話相談などの危機介入が必要となる。

拘禁反応

警察の留置所や刑務所，軍隊などで狭い部屋に閉じ込められている場合に，その精神的苦痛が原因となって生じる心因反応の一種。原因としては，拘禁されている状況によって生じる自由や権利の剥奪，私的な活動の禁止，強制的な集団生活などがあげられる。また，本人の人格が影響する場合もあるといわれている。症状は，自律神経症状や不安，抑うつ症状，幻聴，昏迷，被害妄想などである。

行動制限

閉鎖病棟での入院治療による外出の制限や，通信や面会の制限，隔離室〈保護室〉への入室や身体拘束などがあげられる。運用方法は，精神保健福祉法に定める基準を遵守することが大切である。留意点としては，行動制限の回避方法を十分に検討すること，行動を制限する理由を患者に適切に伝えること，代理人となる弁護士や法務局，都道府県への電話は制限しないこと，診療録に行動制限の必要性や実施方法を記載することなどである。

合理化

防衛機制の1つで，自分の失敗や満たされなかった欲求に対して，都合のよい理屈や適当な理由をつけて正当化することをいう。環境や他人の行為などのせいにして，もっともらしく行為に理由づけをすることになる。これは，本人が倫理的に非難されず，それによって不安を起こさずに自己を守ろうとする試みである。「昇華」や「知性化」という防衛機制に比べて，充足しようとする欲求の水準は低いといわれる。

コンプライアンス compliance（英）

患者が医師などの医療者から指示された治療法を指示通りに守って実行する「服薬遵守」を意味する。以前は，患者は医療者の指示にどの程度従うかというコンプライアンスの概念

で評価され，薬物療法における服薬中断や怠薬などは患者側のノンコンプライアンスの問題であるとされていた。現在はアドヒアランスの考え方が主流になりつつある。

昏迷(こんめい)

本人は周囲の状況を察知しており意識は保たれているが，外界の刺激に反応がなくて精神活動が制止しているようにみえる状態。急に動かなくなり，無表情で声をかけても反応が得られない。臥床することが多くなり，食事や排泄などのセルフケアができなくなる。統合失調症の緊張型や緊張病症候群にみられる緊張病性昏迷や，うつ病でみられるうつ病性昏迷などがある。なお，昏迷よりも軽い状態を亜昏迷(あこんめい)という。

さ

サーカディアンリズム〈概日(がいじつ)リズム〉circadian rhythm（英）

約24時間周期で変動する生物の生理現象で，昼と夜を作り出す一日のリズムのことである。サーカディアンリズムが乱れると，不快感のある時差ボケや概日リズム睡眠障害が生じる。概日リズム睡眠障害では，夜間不眠・日中の眠気・倦怠感・食欲不振などの症状がみられ，明け方まで寝つけず，または眠ると昼過ぎまで目が覚めないことが起こる。

作業(さぎょう)せん妄〈職業(しょくぎょう)せん妄(もう)〉

アルコール依存症の離脱期で起こる振戦せん妄と同時にみられることがある。日常の生活や過去の職業などで行っていた動作や作業が，ある程度まとまってみられることがある。例えば，主婦が家事を行う動作，運転手がハンドルを回すような動作，農業従事者が農作業を行う動作などがみられる。

サンドイッチ症候群(しょうこうぐん) sandwich syndrome（英）

会社などで上司と部下からサンドイッチにされる中間管理職にみられるストレス病の一種。上司からの業務命令と自分の期待通りにならない部下との間で板ばさみになり，仕事上の課題や悩みを1人で背負い込む状態に由来する。誰にも相談できず，ストレスが蓄積され続けると出社拒否などの不適応行動があらわれる。さらには，不眠や抑うつ状態が出現し，うつ病に至ることもあるといわれる。

修正型電気(しゅうせいがたでんき)けいれん療法

無けいれん電気けいれん療法ともいわれる。電気けいれん療法は，頭部（両前頭葉）に通電して全般性けいれん発作を誘発する治療法であり，うつ病，躁病，統合失調症などの疾患で薬物療法では改善しない場合などに行われる。修正型電気

用語解説

けいれん療法は，循環器に疾患のある患者や骨折のおそれがある場合に実施され，全身麻酔管理下で筋弛緩剤を併用して実施されるので，運動性のけいれん発作は起こらない。

昇華(しょうか)

抑圧された性欲や攻撃などの本能的衝動が文化的・社会的に承認された価値の高いものに向けられる心的機制。欲求不満の代償の目標が創造的なものに転換されて，学問や芸術，スポーツ，社会福祉などの社会的に受け入れられる活動に転じていくことがある。昇華はその関心や行動のすべてが社会的に水準の高い活動なので，社会の進歩に役立つともいわれている。

振戦せん妄(しんせんせんもう)〈アルコール離脱せん妄(りだつせんもう)〉

振戦とは無意識的に起こる規則的な筋肉のふるえのことである。振戦せん妄は，アルコール依存症の離脱期で起こり，手指や体幹の粗大な振戦や発汗，発熱，頻脈などの自律神経症状，意識混濁，幻覚，精神運動興奮などがみられる。幻覚はネズミやアリなどの小動物や虫が多く，壁やベッド上に集まってあらわれ，体にはい上がってくるという訴えがみられることもある。

スティグマ〈汚名(おめい)，恥辱(ちじょく)，不名誉(ふめいよ)〉 stigma（英）

特定の個人や集団に対して，汚名の烙印を押されるというネガティブな意味である。それにより，心身の障害をもつ者に社会的な不利益や差別，屈辱や劣等感を与えることがある。差別や偏見と同様に，スティグマによって就職や受診などの機会に不利益な扱いを受けたりすることが起こる。また，精神障害の早期発見や早期予防にも悪影響を与えることもある。

ストレングス〈強(つよ)み・力(ちから)〉 strength（英）

当事者と当事者を取り巻く環境の両方にある強みのことを意味する。当事者のストレングスには，元来もっている個人の才能・素質・技術・経験や，経験に由来する自負，将来の生活に抱く願望や抱負などがある。環境のストレングスには，年金・保険などの制度的環境，家族や知人などと仲がよいこと，持ち家であることなどの住環境などがある。ストレングスモデルはそれらの強みを中心にアプローチしていく考え方に基づいている。

スーパービジョン supervision（英）

対人援助に関わる看護師，医師，臨床心理士，精神保健福祉士などの専門職の現任教育や学生の教育に使われる方法。専

門職としてふさわしい知識や技術，洞察力を身につけ，適切なサービスを提供できるようにするためのものであり，スーパーバイザーによる示唆や指示，支持などによって，スーパービジョンを受けるスーパーバイジーの援助技術を高めていく。

セネストパチー cénestopathie（仏）

体感症ともいわれるもので，奇妙な体感の異常を訴える病態像である。患者は身体的な病変がないにも関わらず，「脳の中身が引っ張られる」「胃の中で鉄の塊が動いている」などと訴える。体感幻覚に限らず，やや広い意味の体感異常の症状であり，統合失調症，うつ病，神経症などでみられる。体感幻覚では，「眼球の裏側がかゆい」「皮膚に電気をかけられる」などの知覚性の強い訴えがみられる。

セルフヘルプグループ〈自助グループ〉 Self Help Group（英）

同様の疾患や障害，悩み・問題などを抱えている人々が集まり，それぞれの体験や悩みなどを分かち合い，自らの考え方や生きる力を得る目的で活動するグループ。運営は専門家に任せず，問題を抱える当事者や家族などが独立して行う自助組織である。アルコール依存症，薬物乱用，摂食障害などのグループが活動している。

喪失体験（そうしつたいけん）

主に老年期に深刻な喪失体験がみられる。足腰が弱ることや感覚器官が衰えることなどの身体的喪失，配偶者や親しい人との死別や別離による人間関係の喪失，退職や家庭内の立場の変化に伴う役割・地位の喪失などがみられる。これらの喪失体験により活動範囲が狭くなったり人間関係が希薄になる。場合によっては不安を伴った抑うつ状態が生じたり，妄想や心気症状などのさまざまな精神症状のきっかけになる。

た

退行（たいこう）

ある時点で発達していた状態や機能などが低い発達段階に戻り，以前の未分化で未発達な行動をとることによって自己を守ろうとする防衛機制である。例えば，一定の年齢に達した子どもに年下のきょうだいができたとき，急に指しゃぶりや夜尿，幼児語を話すことなどが出現することがある。これは，ストレスとなる困難を回避するために「子ども返り」という振る舞いによって，心の安定を保とうとするものだと考えられる。

代償
（だいしょう）

抑圧され無意識化してしまったものの代理として，それを補おうとする防衛機制である。ある事柄について欠点や劣等感をもっているとき，他の事柄や行動で優位に立って，優越感で覆い隠すことによって心の安定感を獲得しようとするものである。例えば，勉強が苦手な子どもが音楽やスポーツなどでがんばることや，目標をほかのものに置き換えることによって心の安定が保たれることがある。

多幸症（たこうしょう）
euphoria（英）

感情障害の一種で，何の動機がなくても機嫌がよくて，内容のない空虚な楽しさを感じさせる。自己の健康や周囲の状況などに関して悩みや疑問を感じることがなく，自己満足しきった表情を伴う空虚な爽快気分がみられる。知的側面を含めた人格水準の低下や自発性の減退，道徳感情の鈍麻を伴うことがある。高齢者の認知症や脳器質性疾患，てんかんなどでみられる。

田中ビネー式知能テスト
（たなかびねーしきちのう）

医療相談や障害児教育，教育相談などの分野で幅広く活用されている知能検査。幼児から成人までを対象に個別の知能水準や発達状態を明らかにすることができる。簡単な質問から難しい質問まで並べられており，言語，動作，記憶，数量，知覚，推理などの内容で構成されている。全問題を合格した年齢級によって精神年齢が出され，知能指数（精神年齢/生活年齢×100）が算出される。

転移（てんい）

精神分析療法で，患者が治療者との間に経験する感情体験のうち，最も重要なものとしてあげられる概念である。患者が特に幼児期に重要な対象であった人物などに対して向けていた感情，態度などが現在の治療者との間で無意識のうちに反復して再現〈再体験〉される現象をいう。反対に，治療者が患者に対して発展させる無意識的な反応を逆転移という。

同一化〈取り入れ〉（どういつか〈とりいれ〉）

取り入れとは，本人にとって優位な立場にある親や先輩，先生などの態度や行動パターンなどを自分に取り入れて，それを自分の一部にしようとする防衛機制。同一化は，さらに進んで自分にとって理想的で重要な他者を自分自身に取り入れて，同じ行動をとろうとする。子どもにみられることがあり，社会的行動パターンを進んで相手に一致させて自分を守ろうとする防衛機制である。

投射〈投影〉	自己の内部に留めておくことが不快で望ましくない本能や衝動，情緒，思考などを外に出して，他者のものであるとする防衛機制。自己の欲望などを抑圧して外在化し，望ましくない自己の感情や考えを相手になすりつけることも起こる。自己の欲求や感情を他者に向けることで自己とは関係ないものとして距離をおき，自己の弱点や欠点を他者の中に見出して他者を非難するのも投射である。
逃避	適応ができないときにその状況や不安，恐怖などから逃れようとする消極的な心的機制であり，孤独，自閉，否定，拒絶となってあらわれることがある。困難さを避けて近づきやすいものに逃避する「現実への逃避」，非現実的なもので満足を図ろうとする「空想への逃避」，身体的症状が出現することによって困難な状況から逃げる「疾患への逃避」などがある。「退行」も一種の逃避だと考えられる。

な

ナルコレプシー narcolepsy（英）	一般には居眠り病ともいわれる原因不明の症候群。睡眠発作，脱力発作，睡眠麻痺，入眠時幻覚などが特徴である。睡眠発作は5〜10分持続する居眠りで，脱力発作は筋肉の緊張が一過性に消失し力が抜けるもので，情動（特に笑い）によって誘発されることが多いといわれている。睡眠麻痺は睡眠中に起こる随意筋の緊張消失で，一般には金縛りと呼ばれる。入眠時幻覚では入眠直後に起こる幻覚体験（幻視や幻聴）が出現する。
認知行動療法	行動療法は病的な行動を除去したり変えていこうとする療法であり，認知療法は患者の解釈や感情に歪みがあるという考え方を基礎とする療法である。この両者が結びついた認知行動療法は，患者の不適応状態に関連する行動，情緒，認知に関わる問題に焦点をあてて，患者の自己理解やセルフコントロールを促進し適応的な反応を学習させていくことを目標とする治療法である。
ノンレム〈non-REM〉睡眠	レム睡眠とは質的に異なる睡眠で，レム睡眠以外をまとめてノンレム睡眠という。ノンレム睡眠は第1段階から第4段階まであり，各段階の間にレム睡眠が認められる。ノンレム睡眠の段階1，2を浅睡眠〈浅い睡眠状態〉，段階3，4を深睡

眠〈深い睡眠状態〉という。ノンレム睡眠では覚醒時に比べて，呼吸数，心拍数，血圧，体温など自律神経系の活動や筋緊張が低下する。

は

肺血栓塞栓症
pulmonary thromboembolism(英)

長時間同じ姿勢を取り続けた場合などに膝や大腿が圧迫されて血栓ができ，その血栓が肺の血管を詰まらせて肺血栓塞栓症になる。精神科医療では，身体拘束などによる長期臥床で発症することがある。血栓症の判定に用いられる血中のＤダイマーの測定や，Ｄダイマーが異常値を示す場合の早期離床や両下肢運動に注意すべきである。なお，肺血栓塞栓症と深部静脈血栓症をあわせた疾患を静脈血栓塞栓症という。

反動形成

「抑圧」よりさらに進んだ防衛機制で，抑圧されたものと正反対の意識をもつことで不安を解消しようとする。例えば，攻撃傾向をもつ人は自分が非難されるようなことを避けるために謙虚な態度をみせたり，性欲などの感情をもつ人が道徳的な言動を示したりする。このように，正反対の意識・行動や全く逆の態度を示すことによって，自己にとって危険を招くおそれのある欲求を抑圧して自己を守ろうとする。

ピアサポーター
peer supporters(英)

ピア（peer）には，仲間，同僚，同等の者という意味があり，ピアサポーターは仲間同士としてお互いを支え，支えられる者である。ある問題の回復途上にある当事者が自らの経験を活かしながら，同じ問題を抱える者のよき理解者として支援していく役割を担う。なお，ピアサポーターは，ピアサポート専門員とも呼ばれ，ピアカウンセリングやピアリスニングなども行う。

プレコックス感
Praecoxgefühl(独)

統合失調症患者と接するときに，その患者から共通して感じとられる直感的な印象のこと。患者と医療者との間で意志の疎通性や感情的な共感が得られず，お互いに打ち解けることができない感覚である。言語的，感情的接触を重ねても，表情や態度が硬くて冷たい印象が変らないために面接者自身は手ごたえを感じることができず，一種の困惑感が生じることもある。

	プロセスレコード process record（英）	看護過程記録ともいわれ，主に看護教育や臨床研究への応用を意図したもの。看護者と患者との間に起こっているコミュニケーションの過程をありのままに記録し，その記録を振り返り，両者の反応や傾向を分析していく。看護者自身の思い込みや価値観が患者理解を阻害していることなどに気づき，患者との関係を改善することや，相手を尊重しながら適切な援助を行うことに役立たせる。
	ベンダー・ゲシュタルトテスト〈BGT〉	9枚の図形をみせながら模写させて，それを一定の基準に従って処理し分析する視覚・運動検査。その模写された図にあらわれた脳機能の成熟度や，投影された人格の特徴などを評価していく。適用はさまざまな精神疾患患者や，感覚運動機能系が十分に発達していない5歳から10歳までの児童，精神年齢10歳以下の精神発達遅滞児など。所要時間は10分から20分である。
	防衛機制 ぼうえいきせい	心の安定を保つための意識的または無意識的な心の動き（心理的な加工過程）をあらわす精神分析の重要な概念で，さまざまな形態がある。欲求不満などによって現実的な適応ができない状態で，不安が動機となって行われる再適応のメカニズムである。人間に生じた不安を処理して現実社会に適応していく心の働きであるが，防衛機制に失敗すると不適応行動や神経症を引き起こすことがある。
	ホスピタリズム hospitalism（英）	精神医療の分野では，精神障害者が長期入院による二次的な副産物としての意欲低下，依存傾向，退行現象などをきたした状態をいう。限られた精神科病棟の環境では生活が単調になり，家族との交流も疎遠になって社会との接触も少なくなりがちである。変化のない入院生活が長期化することにより，周囲への関心が薄れて思考内容が貧弱になることもある。

ま

	ミネソタ多面人格テスト〈MMPI〉 ためんじんかく	550項目の質問からなるパーソナリティ検査〈人格検査〉で，臨床尺度によりパーソナリティの諸側面を判定する。性格特性だけではなく，興味，態度，精神・身体的愁訴，生活習慣，社会的態度，仕事観などをいろいろな角度から検討できるように構成されている。適用年齢は15歳以上であるが，診断補助として活用されるだけではなく，非行矯正施設，学生相

	談，一般企業などに適用範囲が拡大されている。
もうろう状態	意識障害の一種で，意識混濁は軽度でありながら意識野〈意識の広がり〉が狭くなることが特徴。外界を全般的に把握することは困難になるので，まとまりのない行動や周囲の状況の誤認がみられる。急に起こることが多く回復も急速であるが，健忘が残る。てんかん，頭部外傷，心因反応，急性アルコール中毒などの疾患で出現する。
モラトリアム moratorium（英）	精神分析家のエリクソン（Erikson, E. H.）が精神分析用語として用いた心理的・社会的な猶予期間のこと。自己同一性を確立する以前の青年期にある者は，働くことや社会的な責任を要求されず，子どもでもなく大人でもない境界域に存在している。この時期は，社会の中の自己の存在を意識し，適当な居場所を発見するために必要であり，青年期から成人期へ向けた人間の発達を可能にする一定の準備期間であるといえる。

や

夜間せん妄	せん妄は意識障害の一種で，軽度から中等度の意識混濁と興奮傾向，幻覚妄想などがあらわれる。夜間せん妄は主に脳動脈硬化症や高齢者の認知症でみられ，疎通性に欠けた状態で，夕方から夜間にかけて意識障害を伴う幻覚妄想，興奮が出現する。目的もなく歩き回る徘徊，周囲の物を壊したり，大声を出すなどの奇異な言動や問題行動が出現する。
矢田部・ギルフォード性格テスト〈Y-Gテスト〉	質問項目に自分で判断して回答する質問紙法の性格検査で，個人の性格の全体構造を把握することができる。120項目の質問からなり，回答を「D尺度（抑うつ性）」「S尺度（社会的外向）」などの性格の12種の尺度ごとに採点し，そのプロフィールを「平凡型」「非行型」などの5類型に分類する。集団での実施が可能でパーソナリティ全体を把握できること，検査が簡単で処理も機械的にできることなどが利点である。
予期不安	かつて不安を体験したときと似たような場面を想像しただけで自然に強まってくる不安である。例えば，以前に出かけた場所で何らかの失敗を体験し，再度そこへ行かなければなら

ない状況になった場合，同じような失敗をするのではないかという不安が強くなる。不安神経症の患者は，不安発作が続くと，いつまた不安に襲われるかと予期して不安になり，これが不安発作を強めることになる。

抑圧（よくあつ）

フロイト（Freud, S.）によって提唱された精神分析の基本的な概念で，自我の基本的な防衛機制。意識してしまうと自分が耐えられそうになくなったり，自分に危険や恐怖を与える衝動，感情，思考，記憶などを無意識に追いやる自我の働きである。また，無意識化されたものが再び意識化されて侵入することを防ぐこともある。無意識下に抑圧できなくなると神経症として症状が現れることがある。

ら

リカバリー recovery（英）

精神障害をもつ人々が，自分が求める生き方や自己実現を主体的に追及しようとするプロセスのことである。精神障害に伴う生活障害の原因を患者の病理に見出そうとしたことへの批判から生じた考え方だといわれている。精神症状が無くなることを意味するのではなく，人生における重要な決定に関して主導権を持ち，自己肯定感や自己効力感が改善し，他者とのつながりをもち地域への参加が促進されるものである。

離人体験（りじんたいけん）

自分が自分であるという現実感が失われる体験。自分の行動や精神活動に関して，自分がやっている，自分のものであるという意識や実感が薄れて自己能動感や自己所属感も障害される。本人は周囲の状況に対して生き生きとした現実感がもてなくなり，自分の体も自分のものとして感じることができなくなる。統合失調症，うつ病，神経症などでみられる。

両価性〈アンビバレンツ〉（りょうかせい） Ambivalenz（独）

同一の対象に対して相反する感情や意思が同時に起こることをいう。例えば，「好きだけど嫌い」「行きたいけど行きたくない」というような状態になる。主に統合失調症にみられ，はっきりした動機がない場合に起こる。感情面だけではなく行動面に関してもみられ，言動が急に停止したりするので，周囲の人には違和感を与えることがある。

レム〈REM〉睡眠（すいみん）

ヒトの睡眠は，ノンレム睡眠とレム睡眠で構成され，それぞれ特徴をもった脳波所見がみられる。レム睡眠は，成人では一

	定時間のノンレム睡眠を経て 90〜120 分の周期で一晩に 4〜5 回出現し，朝方に多くなる。比較的高い脳の活動水準，抗重力筋の緊張消失および急速眼球運動〈rapid eye movement：REM〉が特徴で，レム期に夢をみることが多い。
ロールシャッハテスト	代表的な投影法心理検査で，世界中で用いられているといわれている。パーソナリティの査定と心理的機能の特徴に基づく心理診断が可能である。左右対称の無意味なインクのしみのような 10 枚の図版を一定の順序でみせてそれが何にみえるかを問い，その応答を分析して人格傾向を判断するテストである。検査の適応の幅は広く，神経症や他の精神疾患の診断にも活用される。なお，内容分析の習得にはかなりの訓練が必要だといわれている。

わ

ワーカホリック〈仕事中毒〉 workaholic（英）	仕事依存症候群ともいわれ，アルコール依存症や薬物依存などと同様の依存症としてとらえられる。休みの日でも仕事をしないと落ち着かず，仕事をしないことで罪悪感が生じることがある。仕事に没頭することによって心身に問題が生じることもあり，疲労がたまってうつ状態になったり，家族を大切にしないことにより家庭環境を悪化させるなどの問題が生じる可能性がある。

用語解説

既出問題チェック　一般問題

> ☐ 入院1日の亜昏迷状態の患者。食事の時間になっても食堂に行こうとせず，声をかけても反応がない。
> 適切なのはどれか。93-A148
> 1 部屋に食事を運んで様子をみる。
> 2 車椅子で食堂に誘導し食事を勧める。
> 3 患者が食べたがるまで食事を延期する。
> 4 経口摂取から経管栄養に切り替える。

解答・解説

1 ○ ⎫ 大勢の患者がいる食堂で食事を勧めるのではなく，自室に食事を運びよう
2 × ⎭ をみることが望ましい。
3 ×「食べたがるまで」が不適切である。
4 × どうしても栄養管理が必要な場合になったら行う。

> ☐ 人格障害の診断で入院した20歳の患者に精神発達遅滞の疑いが生じた。
> 必要な検査はどれか。(改変) 90-A143
> 1 改訂版長谷川式簡易知能評価スケール〈HDS-R〉
> 2 改訂版ウェクスラー成人知能検査〈WAIS-R〉
> 3 ミネソタ多面人格テスト〈MMPI〉
> 4 絵画統覚テスト〈TAT〉

解答・解説

1 × 高齢者を対象とした認知症の有無をスクリーニングするための検査である。年齢，日時・場所の見当識などの問題を評価し，30点満点中20点以下を認知症とする。
2 ○ 成人を対象とした知能検査である。IQ〈Intelligence Quotient：知能指数〉換算表により，言語性IQと動作性IQ，全検査IQが算出される。
3 × 質問紙法を用いた人格検査である。パーソナリティの諸側面を判定する。
4 × 投影法を用いた人格検査である。絵画を示し，被検者にその絵画を中心にして空想の物語を作らせる方法で，無意識的な葛藤や自我機能を解釈する。

> ☑ プロセスレコードについて正しいのはどれか。104-P67
> 1 看護過程の1つの段階である。
> 2 患者と家族間の言動を記述する。
> 3 看護師の対人関係技術の向上に活用する。
> 4 患者の精神症状をアセスメントする方法である。

解答・解説

1 ×患者−看護師間の相互関係をアセスメントする方法であり，個別的看護ケア提供のための方法ではない。
2 ×患者（相手）−看護師（自分自身）間の相互関係を振り返るものである。他者の関係を振り返るものではない。
3 ○看護場面を振り返る方法の1つであり，患者とのやり取りを再現して記録する。患者の言動，看護師の言動，看護師がその場面で感じたこと・考えたこと，やり取りの後に考察したことなどが含まれる。
4 ×患者−看護師間の相互関係をアセスメントする方法であり，患者の状態をアセスメントする方法ではない。

> ☑ カタルシス〈浄化〉を目標とする療法はどれか。88-A82
> 1 森田療法
> 2 芸術療法
> 3 行動療法
> 4 精神分析

解答・解説

1 ×神経症者に対する精神療法であり，その治療目標は神経質性格の克服や生の欲望の発揮などである。
2 ○絵画や音楽，陶芸などの創造的な活動を通して，カタルシスや表現することによる自己洞察などを目的とする。
3 ×不適応行動を変革する目的をもち，不適応行動を弱め，適応行動を強化していく。
4 ×基本的には，人の言葉や行動，夢，症状などの無意識的な意味を心理学的に解明することを目標とする。

☐ 認知行動療法で最も期待される効果はどれか。103-A69
1 過去の心的外傷に気付く。
2 薬物療法についての理解が深まる。
3 物事の捉え方のゆがみが修正される。
4 自分で緊張を和らげることができるようになる。

解答・解説

1 ×認知行動療法では過去の心的外傷に気づくことではなく，認知の「ゆがみ」に気づくことが重要である。
2 ×薬物療法についての理解ではなく，ものの見方や考え方の修正によって生じる行動の変容を理解することが重要である。
3 ○認知行動療法はものの見方や考え方の修正によって行動の変容を図る療法であり，自分の「ゆがめられた認知」に気づくことから始められる。
4 ×自分で緊張を和らげることができるようになるのは，緊張・不安・興奮などの状態を和らげるためのリラクセーションで期待される効果である。

☐ 精神科病棟で働く看護師へのスーパービジョンの目的で適切なのはどれか。**2つ選べ**。90-A144
1 看護師の対人関係能力の査定
2 患者との関係に行き詰まった看護師のサポート
3 自己破壊的な患者への対応技術についての助言
4 操作的な患者への行動変容を促す働きかけ

解答・解説

1 ×看護師自身の査定や患者への直接的な働きかけが目的ではない。
2 ○ ⎱ 患者との関係や対応に困難を感じている看護師に対して，問題の明確化や支
3 ○ ⎰ 持，助言などを与える目的がある。
4 ×1の解説を参照。

索 引

A

AA〈Alcoholics Anonymous〉 118
adherence 272
adjustment disorder 131
advocacy 272
alcohol-related disorder 117
alexithymia 171
Ambivalenz 286
Amentia 272
anorexia nervosa 100
anxiety neurosis・panic disorder 91
Asperger's syndrome 182
autism 181

B

BGT 284
borderline personality disorder 110
bulima nervosa 101
burnout 29

C

catalepsy 275
catharsis 275
cénestopathie 281
cerebrovascular dementia 139
childhood mental illness 180
circadian rhythm 278
CMI 90
compliance 277
Creutzfeldt, H. G. 142
Creutzfeldt-Jakob disease 142
crisis 277
CT 90, 138

D

dementia 137
dementia of Alzheimer type 137
Diagnostic and Statistical Manual of Mental Disorders：DSM 62
disempowerment 274
dissociative (conversion) disorder 94
drug dependence 126
DSM-5 78, 101, 102, 111, 118, 130, 138

E

eating disorder 100
empowerment 274
empty nest syndrome 275
epilepsy 161
Erik Homburger Erikson 13
Erikson, E. H. 285
euphoria 281

F

false dementia 275
Freud, S. 202, 273, 286

H

HDS-R 274
hypersomnia 108
hospitalism 284
hyperactivity disorder 183
hypochondriacal disorder 93

I

ICD-10 78, 118
ICF 254
ICU 155
ICU 症候群 155
informed consent 272
insomnia 107
ICU syndrome 155
International Classification of Diseases：ICD 62
IQ 180

J

Jakob, A. M. 142

M

malignant syndrome 272
m-ECT 190
mental retardation 180
MMPI 284
mood〈affective〉disorder 76
moratorium 285
MRI 90, 138

N

NA〈Narcotics Anonymous〉 127
narcolepsy 282
neurotic disorder 90

O

obsessive-compulsive disorder 92
Oedipus complex 273
Operational Diagnostic Criteria 62
organic mental disorder 150

P

peer supporters 283
personality disorder 110
pervasive developmental disorder 182
PET 138
phobia 90
Pick's disease 140
post-traumatic stress disorder 129
Praecoxgefühl 283
process record 284
pseudorabies dementia 275
psychosomatic disease 171

PTSD　129
pulmonary thromboembolism　283

R

recovery　286

S

sandwich syndrome　278
schizophrenia　60
Self Help Group　280
Sigmund Freud　2
sleep disorder　107
SNRI〈セロトニン・ノルアドレナリン再取り込み阻害薬〉　78
Social Skills Training　273
SPECT　138
SSRI〈選択的セロトニン再取り込み阻害薬〉　20, 78
SST　273
stigma　279
strength　279
stress-related disorders　129
supervision　279
symptoms of mental disorder　155

T

TAT　274
tic　184

W

WAIS〈ウェクスラー成人知能検査〉　137, 273
Wernicke's encephalopathy　273
WISC　273
workaholic　287

Y

Y-Gテスト　285

あ

アカシジア　62, 188
アスペルガー症候群　182
アセスメントデータ　127
アドヒアランス　272
アドボカシー　272
アメンチア　155, 272
アルコール依存症　8, 117
アルコール関連障害　117
アルコール関連問題　117
アルコール幻覚症　117, 118
アルコール性コルサコフ精神病　118
アルコール精神病　117
アルコール性認知症　118
アルコール離脱症状　117, 118
アルコール離脱せん妄　279
アルツハイマー型認知症　137
アレキシサイミア　171
アレルギー性鼻炎　173
アンビバレンツ　286
愛着行動の欠如　181
悪性症候群　62, 189, 272
亜昏迷　40, 278

い

インフォームドコンセント　272
いのちの電話　13
池田小学校事件　235
意識　2, 6
意識狭窄　6, 151
意識混濁　6, 151
意識障害　6, 162
意識喪失　163
意識変容　6, 151
胃・十二指腸潰瘍　173
異常体験　61
一過性チック障害　184
一般精神療法　203
移動支援　259
意欲　9
意欲減退　9
意欲減退状態　48
意欲障害　9
意欲増進　9
意欲の抑制　77

医療観察法　234, 236
医療施設　209
医療保護入院　234, 244, 246
飲酒行動　117
陰性感情　24
陰性症状　61

う

ウェクスラー児童用知能検査　273
ウェクスラー成人知能検査　137, 273
ウェルニッケ脳症　273
うつ病　9, 20, 36, 40, 190
うつ病性昏迷　77
うつ病性障害　76, 202
うつ病相　76
うつ病相の看護　79
うつ病の治療　78
うつ病の日内変動　76
内田・クレペリン連続加算テスト　273
宇都宮病院事件　233
運動障害　94

え

エス　3
エディプスコンプレックス　273
エリクソン　13, 285
エンパワメント　274
炎症性疾患　150

お

応急入院　244
置き換え　274
行うことのできない行動制限　219
汚名　279

か

カウンセリング　132, 173
カタルシス　204, 275
カタレプシー　275
カルバマゼピン　78
ガンザー症候群　129
絵画統覚テスト　274

快感原則　3
介護給付　259
概日リズム　278
解釈　202
外傷　151
外傷体験　130
改訂長谷川式簡易知能評価スケール　137, 274
介入技法　202
開放病棟　213
解離症状　129
解離性〈転換性〉障害　94
解離ヒステリー　94
顎関節症　173
覚醒剤型依存　127
隔離　275
隔離室〈保護室〉　213
隔離・身体拘束　219
仮性認知症　275
画像検査　90
家族心理教育　28
家族心理教育プログラム　28
家族（精神）療法　204
家族の感情表出（expressed emotion：EE）　28
家族の機能　28
家族療法　101, 102, 173
活動・リハビリテーション療法　62
活動療法　208
過敏性腸症候群　171, 173
過眠　108
空の巣症候群　275
感覚遮断　156
環境調整　183
看護過程記録　284
看護師の精神の健康　29
患者・家族の精神の健康　28
患者の権利擁護　218
患者の処遇の基本　218
感情　8
感情失禁　8, 276
感情障害　190, 281
感情鈍麻　8, 61, 276
感情労働　276
感染症　150, 151
感染性異常型プリオン　142
間代けいれん　163
間代発作　164
観念奔逸　47
緘黙　276

き

記憶　9
記憶障害　9
危機　277
危機介入　12, 277
危機〈クライシス〉　12
器質疾患　9
器質性障害　139
器質性精神障害　27, 150
器質性脳疾患　8
希死念慮　76
基礎疾患の治療　155
偽認知症　275
気分安定薬　78, 188
気分〈感情〉障害　8, 76, 190
気分〈感情〉障害（躁うつ病）　8
気分の日内変動　77
記銘　9
記銘の障害　9
逆転移　23, 281
嗅覚　7
急性アルコール中毒　117
急性器質性症状　151
急性ジストニア　188
急性薬物中毒　127
共依存　119
境界性パーソナリティ障害　40, 110
共感的理解　45
狭心症　173
強直間代発作　164
強直発作　164
共同生活援助（グループホーム）　259, 260
強迫　38
強迫観念（強迫行為）　38
強迫儀式　92
強迫思考　38
強迫症状　92
強迫神経症　36
強迫性障害　92
強迫性障害の治療　92
恐怖症　90
局所発作　161
拒食　276
拒食症　100
拒絶　276
拒絶・拒否　49
居宅介護（ホームヘルプ）　259
拒否　276
拒薬　276
緊急措置入院　244
筋弛緩薬　190
緊張型　60
緊張緩和法　131
緊張病症候群　275

く

クライシス　277
クラインフェルター症候群　180
クロイツフェルト　142
クロイツフェルト・ヤコブ病　142
クロルプロマジン　188
呉秀三　232
訓練等給付　259
訓練療法　203

け

ゲシュタルト療法　203
けいれん療法　279
芸術療法　203, 211
刑法　218
頸腕症候群　173
血管障害　150
血管性疾患　151
欠神発作　163
眩暈症　173
幻覚　37, 61
幻覚妄想状態　47
幻嗅　7, 37
言語性幻聴　7
言語発達の遅れ　182
幻視　7, 37
現実検討力　127
幻触　7, 37
幻聴　7, 37
見当識　6
原発性の脳萎縮性疾患　140
健忘　9, 162
幻味　7, 37
権利擁護　272

こ

コーネルメディカルインデッ

クス　90
コカイン型依存　126
コミュニケーション　140
コルサコフ症候群　273
コンサルテーション　30
コンプライアンス　277
抗うつ薬　78, 102, 111, 131, 173, 188
拘禁反応　277
攻撃的言動　40
攻撃的行動　50
攻撃的の行動や暴力に対するリスクマネジメント　228
膠原病　155
高次機能自閉症　182
高次精神機能障害　137
高次脳機能障害　142
抗酒薬　119
甲状腺機能亢進症　173
抗精神病薬　62, 78, 111, 138, 140, 188
向精神薬　188
厚生労働大臣　218
厚生労働大臣が定める行動制限等の基準　219
抗躁薬　188
抗てんかん薬　165, 188
行動異常　140
行動援護　259
行動制限　277
行動制限等の基準　218
行動制限に対するリスクマネジメント　228
行動制止　40
行動療法　101, 102, 152, 173, 203
広汎性発達障害　182
抗不安薬　78, 91, 111, 131, 165, 173, 188
興奮　61
合理化　22, 277
交流分析　173
五感　7
国際疾病分類　62, 78, 118
国際生活機能分類　254
個人精神療法　111, 118, 127, 203
個人療法　102
昏睡状態　40
昏迷　40, 61, 190, 278
昏迷状態　40

さ

サーカディアンリズム　278
サンドイッチ症候群　278
させられ〈作為〉体験　61
罪悪感　77
災害サイクル　16
災害と精神看護　16
罪業感　47
罪業妄想　77
再生　9
再適応　22
催眠療法　203
作業せん妄　278
作業療法　63, 208
作業療法士　209, 214, 261
残遺型　60
三環系抗うつ薬　78, 109
酸素欠乏症　151

し

ジャクソン型発作　161
ジル・ド・ラ・トゥレット症候群　184
自我　3
視覚　7
視覚・運動検査　284
時間の見当識　137
思考　8
思考過程　8
持効性抗精神病薬注射剤　188
思考怠惰　140
思考内容　8
思考の障害　8
思考の体験様式　8
思考の貧困化　61
自己受容　102
仕事中毒　287
自己破壊的行動　110
自己防衛　94
自殺　47
自殺企図〈自殺念慮〉　110, 227
自殺企図に対するリスクマネジメント　227
自殺対策基本法　234, 237
自殺念慮　190
自殺防止　75
支持的精神療法　62, 152,
203
自傷行為　110
自助グループ　119, 127, 280
自責感　47, 77
施設入所支援　259
持続性睡眠薬　108
自尊感情　102, 131, 183
私宅監置の合法化　235
私宅監置の実態調査報告　232
市町村保健センター　258
失感情言語症　171
失声　95
質問　202
自動症　162, 163
児童福祉法　237
自発性の欠如　61
自閉　61
自閉症　181
司法精神医療サービス　234
社会資源　214
社会資源の活用と調整　258
社会治安　235
社会的逸脱行為　140
社会適応　208
社会復帰　63
社会復帰施設　209, 214
社会復帰・社会参加の基本　254
社会復帰の促進　213, 218
社会療法　208
修正型電気けいれん療法　62, 190, 278
重積発作　164
集団精神療法　111, 118, 127, 204
重度障害者等包括支援　259
重度訪問介護　259
就労移行支援　259
就労継続支援　259
熟眠困難　107
熟眠薬　108
守秘義務規定　218
腫瘍　150
昇華　23, 274, 279
浄化　275
障害者基本計画　233
障害者基本法　233, 236
障害者支援施設での夜間ケア等　259
障害者自立支援法　234, 236

障害者総合支援法　234, 236, 237, 260
消化性潰瘍　171
上機嫌症　8
状況判断の障害　140
症状性精神障害　28, 155
焦点発作　161
衝動行為　132
情動失禁　8, 139, 276
衝動性　183
情動性緊張消失　108
情動脱力発作〈カタプレキシー〉　108
衝動的行動　111
小児精神疾患　180
小発作　163
処遇改善請求　220
職業せん妄　278
触法精神障害者　234
書痙　173
触覚　7
初老期〈退行期〉うつ病　76
自立訓練　259
自律訓練法　173, 203
自立支援医療　260
自立支援給付　258
自律神経関連症状　94
心因性健忘　129
人格検査　284
心気症　93
心気障害　93
新久里浜式アルコール症スクリーニングテスト〈KAST〉　118
神経症性障害　90, 202
神経性過食症　101
神経性食思〈欲〉不振症　100
神経性大食症　101
神経性無食欲症　100
神経性やせ症　100
神経伝達物質　20
人権擁護　213
心身医学の対象になりやすい身体疾患　172
心身症　40, 171
心神喪失等の状態で重大な他害行為を行った者の医療及び観察等に関する法律　234, 236
新生物　150
振戦せん妄　118, 279

身体依存　126
身体障害者福祉法　237
身体像のゆがみ　100
身体療法　173, 188
心的外傷後ストレス障害　129
心的装置　3
人物の見当識　137
心理教育　203
心理教育的援助　63
心理劇　203
心理検査　90
心理的距離　95
心理的緊張　184

す

スーパービジョン　279
スタッフミーティング　51
スティグマ　279
ストレス　12, 39, 184
ストレス関連障害　129
ストレス・コーピング　171
ストレングス　279
錐体外路症状　62
睡眠過剰　108
睡眠時無呼吸症候群　108
睡眠遮断　156
睡眠障害　107
睡眠発作　282
睡眠ポリグラフィ　107
睡眠麻痺　282
睡眠薬　108, 173, 188

せ

セネストパチー　280
セルフケア　140
セルフヘルプグループ　102, 262, 280
セロトニン　20
せん妄　38, 151
性格検査　90
性格変化　139
生活介護　259
生活訓練施設（援護寮）　260
生活史　91
生活療法　208
脆弱性　131
精神依存　126
精神医療審査会　219, 234

精神医療審査会の業務　220
精神運動興奮　47, 190
精神衛生法　232, 235
精神科医療事故　227
精神科におけるリハビリテーションの目的　255
精神科への入院形態　245
精神刺激薬　188
精神疾患の診断・統計マニュアル　62, 78, 101, 102, 111, 118, 130, 138
精神障害者ケアマネジメント　255
精神障害者の居住施策　260
精神障害者保健福祉手帳　260
精神症状　36
精神症状のアセスメント　36
精神症状の再燃・再発　16
精神状態　45
精神遅滞　7, 180
精神遅滞の段階　181
精神の機能　6
精神の構造　2
精神病院法　232, 235
精神病者監護法　232, 235
精神病性障害　202
精神分析　2
精神分析療法　23, 203
精神保健医療福祉に関する各法律の例　235
精神保健医療福祉の歴史と法制度　232
精神保健及び精神障害者福祉に関する法律　218, 233, 235, 237
精神保健指定医　213, 219, 245
精神保健福祉士　214, 261
精神保健福祉センター　258
精神保健福祉相談員　261
精神保健福祉法　218, 233, 235, 236, 237, 260
精神保健福祉法改正　234
精神保健法　233, 235
精神療法　62, 91, 92, 93, 94, 130, 173, 202
成長発達支援　180
成年後見制度　220
摂食障害　100
説明と同意　272

索引　295

前意識　2
喘息　173
選択的セロトニン再取り込み
　　阻害薬〈SSRI〉　20, 131
全般性脳萎縮　137
全般発作　161, 163

そ

躁うつ病　37
双極性気分障害　37, 76
操作・試し行為　50
操作的診断基準　62
喪失体験　280
躁状態　8, 9, 37, 40, 47
早朝覚醒　48, 107
躁病相　76
躁病相の看護　79
躁病の治療　78
相馬事件　232
素質　91
措置入院　244

た

ターナー症候群　180
ダウン症候群　180
退院請求　220
体感幻覚　7
退行　22, 280
代償　23, 281
対症療法　152
対人恐怖症　90
滞続言語　140
大発作　164
大麻型依存　127
退薬症候群　39
多幸症　8, 281
多重人格　130
多職種によるチームアプロー
　　チ　214
脱力自律神経症状　163
脱力発作　282
多動　183
多動性障害　183
田中ビネー式知能テスト
　　281
短期精神療法　10
短期入所（ショートステイ）
　　259, 260
炭酸リチウム　78

断酒会　118
単純型　60
単純部分発作　161
単純酩酊　117

ち

チーム医療　214, 262
チック　184
地域活動支援センター　259
地域生活支援事業　258, 259
地域リハビリテーション
　　214
知覚　7
知覚障害　7, 94
恥辱　279
知的障害者福祉法　237
知能　6
知能指数　180, 281
知能の障害　6
遅発性ジスキネジア　62,
　　189
遅発性ジストニア　189
注意の障害　183
中枢刺激薬　109, 183
中途覚醒　48, 107
中毒精神病　8
聴覚　7
超自我　3
直面化　202
治療環境　213
治療プログラム　208

つ

追想　9
通信・面会　219
強み・力　279

て

ディスエンパワメント　274
デポー剤　188
てんかん　40, 151, 161
適応行動　22
適応障害　39, 131
転移　23, 281
転換ヒステリー　94
電気けいれん療法　62, 190
電気ショック療法　190
転倒・転落に対するリスクマ

ネジメント　228

と

ドパミン　20
同一化〈取り入れ〉　23, 281
同一性障害　111
投影　282
同行援護　259
統合失調症　7, 9, 28, 40, 60
洞察的精神療法　203
投射〈投影〉　23, 282
逃避　282
頭部外傷　150
独特な人格変化　140
取り入れ　281
遁走　129

な

ナイトホスピタル　255
ナルコレプシー　108, 282
内観療法　203
内分泌性疾患　151
無けいれん電気けいれん療法
　　278
無けいれん電撃療法　190

に

入院患者の処遇　218
入院の形態　244
入眠時幻覚　282
入眠障害　48, 107
入眠薬　108
任意入院　244
認知　10
認知行動療法　10, 183, 282
認知症　7, 10, 39, 40, 137, 151
認知障害　10
認知症疾患　142
認知療法　10, 203

の

ノルアドレナリン　20
ノンコンプライアンス　278
ノンレム〈non-REM〉睡眠
　　282
脳血管障害　139
脳血管性認知症　139

は

脳の病変　151
脳波検査　90

は

バイオフィードバック　203
バイオフィードバック療法　173
バルビツール酸誘導体　165
パーキンソニズム（パーキンソン症候群）　62, 188
パーキンソン症候群　188
パーソナリティ検査　284
パーソナリティ障害　110, 202
パニック　90
パニック障害　36
パニック発作　91
肺血栓塞栓症　283
破瓜型　60
場所・空間の見当識　137
発達課題　12
発達支援　181
発達障害　181
発達障害者支援センター　237
発達障害者支援法　234, 237
反響言語　181
犯罪被害者等基本計画　237
犯罪被害者等基本法　234, 236
反動形成　23, 283
反道徳的の行為　140

ひ

ヒダントイン誘導体　165
ヒューマンエラー　227
ビタミン欠乏症　151
ピアカウンセリング　283
ピアサポーター　283
ピック病　140
ひきこもり状態　46
非定型抗精神病薬　190
否認　23
病的酩酊　117
病棟環境の整備　213
広場恐怖症　90
貧困妄想　77

ふ

フェニルケトン尿症　180
フラッシュバック　130
フロイト（Freud, S.）　2, 22, 202, 273, 286
プライバシー保護　218
プリオン　142
プレコックス感　283
プロセスレコード　284
不安　36, 131
不安緊張状態　45
不安神経症・パニック障害　91
複雑部分発作　162
複雑酩酊　117
副作用　188
福祉サービス　258
福祉ホーム　259, 260
服薬指導　63
服薬中断　189
不適応対処行動　132
部分発作　161
不眠　107
不眠状態　48
不名誉　279

へ

ベンザミド　78
ベンゾジアゼピン誘導体　165
ベンダー・ゲシュタルトテスト　284
閉鎖病棟　213
閉所恐怖症　90
片頭痛　171, 173

ほ

ホスピタリズム　284
防衛機制　22, 277, 281, 283, 284
保健医療サービス　258
保健師　261
保健師助産師看護師法　218
保健所　214, 258
保険診療　209
保健センター　214
保護者制度の廃止　234, 246
保持　9

ま

まだら認知症　139
慢性器質性症状　151
慢性副鼻腔炎　173

み

ミオクロニー発作　164
ミネソタ多面人格テスト　284
味覚　7

む

無意識　2
無断離院　228

め

メチルフェニデート　183
明確化　202
滅裂思考　61

も

モノアミン　20
モラトリアム　13, 285
モルヒネ型依存　126
もうろう状態　285
妄想　38, 61
妄想型　60
燃え尽き症候群　29
物盗られ妄想　139
物忘れ　137, 139
森田療法　173, 203
問題行動　45

や

ヤコブ　142
夜間せん妄　139, 285
薬剤性精神障害　28
薬物依存　126
薬物依存症　126
薬物治療　101
薬物療法　62, 78, 91, 92, 93, 94, 102, 109, 111, 119, 130, 138, 173, 188
矢田部・ギルフォード性格テスト　285

索引　**297**

ゆ

遊戯療法　203

よ

陽性感情　24
陽性症状　61
腰痛症　173
予期不安　36, 91, 285
抑圧　22, 286
抑うつ　36
抑うつ気分　8, 9, 77, 131
抑うつ状態　46, 111
抑うつ性昏迷　9
抑制欠如　140
欲動性制止欠如　141
四環系抗うつ薬　78

ら

ライシャワー駐日大使刺傷事件　232
来談者中心療法　203

り

リエゾン（liaison）　27
リエゾン精神看護　27
リエゾン精神専門看護師　27
リカバリー　286
リスクマネジメント　227
リハビリテーション　254
リハビリテーション療法　208
リビドー　3
リラクセーション訓練　132
離人体験　286
離脱〈禁断〉症状　126
離脱症状　39
両価性　286
療養介護　259
臨床心理士　214

れ

レクリエーション療法　63, 208, 209
レム〈REM〉睡眠　286
連続飲酒（発作）　40

ろ

ロールシャッハテスト　287
老化　150
老年期うつ病　76
老年期の器質性障害　137
老年認知症　8

わ

ワーカホリック　287

看護国試シリーズ
みるみるナーシング精神看護

1998年12月 4 日　第 1 版第 1 刷発行
2016年 8 月24日　第 5 版第 1 刷発行

編　著　山城久典
　　　　（やましろひさのり）

発　行　株式会社 テコム 出版事業部
　　　　〒169-0073　東京都新宿区百人町
　　　　1-22-23　新宿ノモスビル2F
　　　　（営業）TEL　03（5330）2441
　　　　　　　　FAX　03（5389）6452
　　　　（編集）TEL　03（5330）2442
　　　　URL　http://www.tecomgroup.jp/books/

印刷所　三報社印刷株式会社

イラスト：山川宗夫　　ISBN978-4-86399-368-6 C3047

看護国試シリーズ みるみる		
疾患と看護	第6版	定価（本体2,800円+税）
老年看護	第4版	定価（本体1,800円+税）
基礎看護	第4版	定価（本体2,400円+税）

看護国試シリーズ みるみるナーシング		
解剖生理	第4版	定価（本体2,600円+税）
基礎医学	第7版	定価（本体1,200円+税）
母性看護	第5版	定価（本体1,800円+税）
小児看護	第6版	定価（本体2,000円+税）
在宅看護	第5版	定価（本体1,700円+税）
精神看護	第5版	定価（本体1,800円+税）
健康支援と社会保障制度2016		定価（本体1,850円+税）

★ラ・スパ2017★

国試合格への切り札はコレだ！

看護師国試頻出の厳選された重要項目をわかりやすく解説！
過去問と予想問題で総チェック＆力だめし！

定価（本体2,200円+税）

テコム 出版事業部